第27回

臨床工学技士
国家試験問題解説集

編集／一般社団法人 日本臨床工学技士教育施設協議会

へるす出版

刊行にあたって

臨床工学技士国家試験問題解説集は、一般社団法人日本臨床工学技士教育施設協議会監修の書籍として、臨床工学教育向上に寄与する出版物として、平成16年以来継続して印刷頒布して参りました。臨床工学技士の医療現場における期待感や要求事項の高さは、臨床工学技士業務指針2010が策定された事実からも明らかであり、一般社団法人日本臨床工学技士教育施設協議会としての役割である臨床工学教育の向上、および出版刊行物による臨床工学技士認知度の向上に応える責務を痛感するところであります。当初は、本協議会会員校のご協力のもと、本協議会教科書委員会内にて印刷頒布してきました。しかし、医師や看護師をはじめ、他医療職種の国家試験問題解説集が多くの出版社より刊行されている状況であります。臨床工学技士関連の図書をできるだけ書店に置いて、多くの人にこの分野の存在を知っていただくことも認知度の向上に欠かせないと考えます。このような状況に鑑みその必要性を認識し、平成23年の第24回臨床工学技士国家試験よりへるす出版から刊行する運びとなりました。平成24年の第25回臨床工学技士国家試験からは臨床工学技士国家試験出題基準が改正され、それに対応した基準で分類を行っています。

本臨床工学技士国家試験問題解説集は、全国の臨床工学技士養成校で実際に学生に授業を担当されている先生方に、専門分野の解説を分担していただき、国家試験問題を1問ずつ授業で学生に解説することを念頭とした表現で記載されており、その特徴を以下にいくつかあげます。

① 問題1問につき1ページの解説を基本とすることにより、コンパクトにまとめられた解説を集中して学習可能である。

② 問題内容の概説と、各々の選択肢記述内容について解説がまとめられているため、レベルに併せた学習が可能である。

③ 各問題のキーワードを提示することにより、問題の重要事項を把握し、出題意図などのポイント理解につながる。

④ 既出問題番号を明記することにより、類似問題の演習が可能となり理解力向上につながる。

⑤ 国家試験出題基準に基づいた問題分類表の提示により、指導者側も問題出題傾向を理解した指導につながる。

臨床工学技士がメディカルスタッフの一職種として他の医療職種と肩を並べ、世間的な認知のもと、大いなる活躍を目指す上においては、臨床工学技士国家試験問題解説集の出版社による刊行はその基盤のひとつとなるものと確信いたします。

本臨床工学技士国家試験問題解説集のさらなる充実のために、多くの方々からのご意見、ご叱正を賜れば幸甚に存じます。

2014年11月

一般社団法人 日本臨床工学技士教育施設協議会
代表理事　嶋津　秀昭
教科書委員会 委員長　生駒　俊和

目　次

（平成24年版）国家試験出題基準による分類【午前】

問題番号	試験科目		大項目	中項目
午前01	専門基礎科目Ⅰ．医学概論	(1)臨床工学に必要な医学的基礎	2．公衆衛生	(2)疫学と衛生統計
午前02	専門基礎科目Ⅰ．医学概論	(1)臨床工学に必要な医学的基礎	4．生化学の基礎	(2)生体内の物質代謝
午前03	専門基礎科目Ⅰ．医学概論	(1)臨床工学に必要な医学的基礎	5．薬学の基礎	(1)薬物の投与・吸収・排泄
午前04	専門基礎科目Ⅰ．医学概論	(1)臨床工学に必要な医学的基礎	7．臨床検査	(1)検体検査
午前05	専門基礎科目Ⅰ．医学概論	(1)臨床工学に必要な医学的基礎	7．臨床検査	(1)検体検査
午前06	専門基礎科目Ⅰ．医学概論	(2)人の構造及び機能	2．身体の支持と運動	(1)骨
午前07	専門基礎科目Ⅰ．医学概論	(2)人の構造及び機能	4．循環	(1)心臓、血管の構造
午前08	専門基礎科目Ⅰ．医学概論	(2)人の構造及び機能	5．血液	(1)血液の組成と機能
午前09	専門基礎科目Ⅰ．医学概論	(2)人の構造及び機能	6．腎・泌尿器	(2)尿生成のメカニズム
午前10	専門科目Ⅴ．臨床医学総論	(1)内科学概論	1．内科学概論	(2)症候と病態生理
午前11	専門科目Ⅴ．臨床医学総論	(1)内科学概論	1．内科学概論	(3)全身性疾患の病態生理
午前12	専門科目Ⅴ．臨床医学総論	(2)外科学概論	4．患者管理	(2)術中および術後管理
午前13	専門科目Ⅴ．臨床医学総論	(4)循環器系	2．心臓病学	(3)虚血性心疾患
午前14	専門科目Ⅴ．臨床医学総論	(5)内分泌・代謝系	2．代謝性疾患	(1)糖尿病
午前15	専門科目Ⅴ．臨床医学総論	(6)神経・筋肉系	1．神経・筋肉疾患	(1)神経系障害の症状
午前16	専門科目Ⅴ．臨床医学総論	(7)感染症	2．感染症	(14)ウイルス感染症
午前17	専門科目Ⅴ．臨床医学総論	(8)腎臓・泌尿・生殖器系	1．腎臓の疾患、2．尿路の疾患、3．生殖器の疾患	
午前18	専門科目Ⅴ．臨床医学総論	(9)消化器系	1．消化器系疾患と治療	(1)～(3)食道疾患、胃・十二指腸疾患、小腸・大腸疾患
午前19	専門科目Ⅴ．臨床医学総論	(12)集中治療医学	1．集中治療	(2)患者管理
午前20	専門科目Ⅴ．臨床医学総論	(11)麻酔科学	1．麻酔	(1)全身麻酔
午前21	専門科目Ⅴ．臨床医学総論	(12)集中治療医学	1．集中治療	(1)集中治療施設
午前22	専門科目Ⅴ．臨床医学総論	(13)手術医学	1．感染防止	(1)院内感染(病院感染)
午前23	専門科目Ⅴ．臨床医学総論	(13)手術医学	3．医療安全	
午前24	専門科目Ⅴ．臨床医学総論	(15)臨床生化学	1．代謝と代謝異常	(6)その他の代謝異常
午前25	専門科目Ⅲ．生体計測装置学	(1)生体計測の基礎	1．計測論	(1)単位とトレーサビリティ
午前26	専門科目Ⅲ．生体計測装置学	(1)生体計測の基礎	1．計測論	(2)信号
午前27	専門科目Ⅲ．生体計測装置学	(1)生体計測の基礎	2．生体情報の計測	(1)計測器の特性
午前28	専門科目Ⅲ．生体計測装置学	(2)生体電気・磁気計測	2．脳・神経系計測	(5)筋電図の計測
午前29	専門科目Ⅲ．生体計測装置学	(3)生体の物理・化学現象の計測	2．呼吸関連の計測	(3)呼吸モニタ
午前30	専門科目Ⅲ．生体計測装置学	(3)生体の物理・化学現象の計測	3．ガス分析計測	(1) 血液ガスの計測
午前31	専門科目Ⅲ．生体計測装置学	(4)画像診断法	1．超音波画像計測	(1)超音波の基礎
午前32	専門科目Ⅲ．生体計測装置学	(4)画像診断法	4．ラジオアイソトープ(RI)による画像計測	(1)～(2)単光子断層法(SPECT)、陽電子断層法(PET)
午前33	専門科目Ⅱ．医用治療機器学	(1)治療の基礎	1．治療の基礎	(2)治療に用いる物理エネルギーの種類と特性
午前34	専門科目Ⅱ．医用治療機器学	(2)各種治療機器	1．電磁気治療機器	(2)極超短波(マイクロ波)手術装置
午前35	専門科目Ⅱ．医用治療機器学	(2)各種治療機器	1．電磁気治療機器	(3)除細動器(AED、ICDを含む)
午前36	専門科目Ⅱ．医用治療機器学	(2)各種治療機器	2．機械的治療機器	(2)体外式結石破砕装置
午前37	専門科目Ⅱ．医用治療機器学	(2)各種治療機器	2．機械的治療機器	(3)心・血管系インターベンション装置
午前38	専門科目Ⅱ．医用治療機器学	(2)各種治療機器	3．光治療機器	(1)レーザ手術装置
午前39	専門科目Ⅳ．医用機器安全管理学	(1)医用機器の安全管理	9．関係法規等	(1)臨床工学技士法
午前40	専門科目Ⅳ．医用機器安全管理学	(1)医用機器の安全管理	3．安全基準	(2)医用電気機器の安全基準(JIS T 0601－1)
午前41	専門科目Ⅳ．医用機器安全管理学	(1)医用機器の安全管理	3．安全基準	(2)医用電気機器の安全基準(JIS T 0601－1)
午前42	専門科目Ⅳ．医用機器安全管理学	(1)医用機器の安全管理	4．電気的安全性の測定	(2)漏れ電流と患者測定電流
午前43	専門科目Ⅳ．医用機器安全管理学	(1)医用機器の安全管理	7．システム安全	(3)信頼度
午前44	専門科目Ⅳ．医用機器安全管理学	(1)医用機器の安全管理	6．医療ガス	(4)医療ガス配管設備(JIS T 7101)
午前45	専門科目Ⅳ．医用機器安全管理学	(1)医用機器の安全管理	3．安全基準	(2)医用電気機器の安全基準(JIS T 0601－1)
午前46	専門基礎科目Ⅱ．医用電気電子工学	(1)電気工学	1．電磁気学	(1)電界
午前47	専門基礎科目Ⅱ．医用電気電子工学	(1)電気工学	1．電磁気学	(2)磁界
午前48	専門基礎科目Ⅱ．医用電気電子工学	(1)電気工学	2．電気回路	(1)受動回路素子
午前49	専門基礎科目Ⅱ．医用電気電子工学	(1)電気工学	2．電気回路	(2)電圧・電流
午前50	専門基礎科目Ⅱ．医用電気電子工学	(1)電気工学	2．電気回路	(1)受動回路素子
午前51	専門基礎科目Ⅱ．医用電気電子工学	(2)電子工学	1．電子回路	(1)電子回路素子
午前52	専門基礎科目Ⅱ．医用電気電子工学	(2)電子工学	1．電子回路	(1)電子回路素子
午前53	専門基礎科目Ⅱ．医用電気電子工学	(2)電子工学	1．電子回路	(3)アナログ回路
午前54	専門基礎科目Ⅱ．医用電気電子工学	(2)電子工学	1．電子回路	(4)ディジタル回路
午前55	専門基礎科目Ⅱ．医用電気電子工学	(2)電子工学	2．通信工学	(2)通信方式

午前56	専門基礎科目Ⅱ．医用電気電子工学	(3)情報処理工学	1．電子計算機(コンピュータ)	(1)ハードウェア
午前57	専門基礎科目Ⅱ．医用電気電子工学	(3)情報処理工学	1．電子計算機(コンピュータ)	(3)ネットワーク
午前58	専門基礎科目Ⅱ．医用電気電子工学	(3)情報処理工学	1．電子計算機(コンピュータ)	(3)ネットワーク
午前59	専門基礎科目Ⅱ．医用電気電子工学	(3)情報処理工学	2．情報処理	(1)情報表現と論理演算
午前60	専門基礎科目Ⅱ．医用電気電子工学	(3)情報処理工学	2．情報処理	(2)信号処理
午前61	専門基礎科目Ⅱ．医用電気電子工学	(3)情報処理工学	2．情報処理	(1)情報表現と論理演算
午前62	専門基礎科目Ⅱ．医用電気電子工学	(4)システム工学	1．システムと制御	(2)システムの特性
午前63	専門科目Ⅰ．生体機能代行装置学	(1)呼吸療法装置	1．原理と構造	(1)酸素療法装置
午前64	専門科目Ⅰ．生体機能代行装置学	(1)呼吸療法装置	1．原理と構造	(3)人工呼吸器
午前65	専門科目Ⅰ．生体機能代行装置学	(1)呼吸療法装置	1．原理と構造	(4)呼吸回路
午前66	専門科目Ⅰ．生体機能代行装置学	(1)呼吸療法装置	2．呼吸療法技術	(2)各種換気モード
午前67	専門科目Ⅰ．生体機能代行装置学	(1)呼吸療法装置	2．呼吸療法技術	(6)患者状態の把握
午前68	専門科目Ⅰ．生体機能代行装置学	(1)呼吸療法装置	4．安全管理	(1)安全対策
午前69	専門科目Ⅰ．生体機能代行装置学	(2)体外循環装置	1．原理と構成	(2)人工肺
午前70	専門科目Ⅰ．生体機能代行装置学	(2)体外循環装置	3．体外循環技術	(1)人工心肺充填液
午前71	専門科目Ⅰ．生体機能代行装置学	(2)体外循環装置	2．体外循環の病態生理	(1)体外循環と血液
午前72	専門科目Ⅰ．生体機能代行装置学	(2)体外循環装置	3．体外循環技術	(2)適正灌流
午前73	専門科目Ⅰ．生体機能代行装置学	(2)体外循環装置	4．補助循環法	(1)補助循環
午前74	専門科目Ⅰ．生体機能代行装置学	(2)体外循環装置	5．安全管理	(1)体外循環のトラブル対策
午前75	専門科目Ⅰ．生体機能代行装置学	(3)血液浄化療法装置	1．原理と構造	(3)分類
午前76	専門科目Ⅰ．生体機能代行装置学	(3)血液浄化療法装置	2．血液浄化の実際	(2)透析液、補充液、置換液
午前77	専門科目Ⅰ．生体機能代行装置学	(3)血液浄化療法装置	2．血液浄化の実際	(3)抗凝固薬
午前78	専門科目Ⅰ．生体機能代行装置学	(3)血液浄化療法装置	2．血液浄化の実際	(6)患者管理
午前79	専門科目Ⅰ．生体機能代行装置学	(3)血液浄化療法装置	3．安全管理	(3)事故対策
午前80	専門基礎科目Ⅲ．医用機械工学	(1)医用機械工学	1．力学の基礎	(1)力のつり合い
午前81	専門基礎科目Ⅲ．医用機械工学	(1)医用機械工学	2．材料力学	(1)機械的特性
午前82	専門基礎科目Ⅲ．医用機械工学	(1)医用機械工学	3．流体力学	(2)粘性流体
午前83	専門基礎科目Ⅲ．医用機械工学	(1)医用機械工学	4．生体の流体現象	(1)非ニュートン性、(2)拍動流
午前84	専門基礎科目Ⅲ．医用機械工学	(1)医用機械工学	5．波動と音波、超音波	(2)音波、超音波
午前85	専門基礎科目Ⅳ．生体物性材料工学	(1)生体物性	1．生体の電気的特性	(3)電流密度
午前86	専門基礎科目Ⅳ．生体物性材料工学	(1)生体物性	2．生体の機械的特性	(2)音響特性
午前87	専門基礎科目Ⅳ．生体物性材料工学	(1)生体物性	4．生体と放射線	(4)放射線障害
午前88	専門基礎科目Ⅳ．生体物性材料工学	(1)生体物性	6．生体の光特性	(1)～(4)波長、反射、吸収、散乱
午前89	専門基礎科目Ⅳ．生体物性材料工学	(2)医用材料	3．相互作用	(1)～(4)急性全身反応、急性局所反応、慢性全身反応、慢性局所反応
午前90	専門基礎科目Ⅳ．生体物性材料工学	(2)医用材料	4．医用材料の種類	(1)～(3)金属材料、無機材料、有機材料

（平成24年版）国家試験出題基準による分類【午後】

問題番号	試験科目		大項目	中項目
午後01	専門基礎科目Ⅰ．医学概論	（1）臨床工学に必要な医学的基礎	2．公衆衛生	（3）保健活動
午後02	専門基礎科目Ⅰ．医学概論	（1）臨床工学に必要な医学的基礎	4．生化学の基礎	（2）生体内の物質代謝
午後03	専門基礎科目Ⅰ．医学概論	（1）臨床工学に必要な医学的基礎	6．病理学概論	（1）病気の種類
午後04	専門基礎科目Ⅰ．医学概論	（1）臨床工学に必要な医学的基礎	7．臨床検査	（2）生理検査
午後05	専門基礎科目Ⅰ．医学概論	（2）人の構造及び機能	1．生物学的基礎	（3）細胞の増殖
午後06	専門基礎科目Ⅰ．医学概論	（2）人の構造及び機能	3．呼吸	（2）呼吸機能
午後07	専門基礎科目Ⅰ．医学概論	（2）人の構造及び機能	4．循環	（3）血液の循環
午後08	専門基礎科目Ⅰ．医学概論	（2）人の構造及び機能	6．腎・泌尿器	（2）尿生成のメカニズム
午後09	専門基礎科目Ⅰ．医学概論	（2）人の構造及び機能	7．消化と吸収	（1）消化器の構造
午後10	専門科目Ⅴ．臨床医学総論	（2）外科学概論	2．創傷治療	（1）創傷治療の過程
午後11	専門科目Ⅴ．臨床医学総論	（3）呼吸器系	1．呼吸器系	（3）閉塞性肺疾患
午後12	専門科目Ⅴ．臨床医学総論	（3）呼吸器系	1．呼吸器系	（1）～（3）感染症、新生物、閉塞性肺疾患
午後13	専門科目Ⅴ．臨床医学総論	（4）循環器系	2．心臓病学	（1）先天性心疾患
午後14	専門科目Ⅴ．臨床医学総論	（4）循環器系	2．心臓病学	（6）心不全
午後15	専門科目Ⅴ．臨床医学総論	（5）内分泌系	1．内分泌疾患	（1）下垂体疾患、（2）甲状腺疾患、（4）副腎疾患
午後16	専門科目Ⅴ．臨床医学総論	（7）感染症	2．感染症	（9）～（12）スピロヘータ感染症、マイコプラズマ感染症、リケッチア感染症、クラミジア感染症
午後17	専門科目Ⅴ．臨床医学総論	（8）腎・泌尿器・生殖器系	1．腎臓の疾患	（1）慢性腎臓病（CKD ）
午後18	専門科目Ⅴ．臨床医学総論	（8）腎・泌尿器・生殖器系	2．尿路の疾患	（1）感染症
午後19	専門科目Ⅴ．臨床医学総論	（9）消化器系	1．消化器系疾患と治療	（1）～（2）食道疾患、胃・十二指腸疾患
午後20	専門科目Ⅴ．臨床医学総論	（10）血液系	2．赤血球系	（2）貧血症
午後21	専門科目Ⅴ．臨床医学総論	（11）麻酔科学	1．麻酔	（1）全身麻酔
午後22	専門科目Ⅴ．臨床医学総論	（12）集中治療医学	2．救急医療	（1）救急処置
午後23	専門科目Ⅴ．臨床医学総論	（13）手術医学	2．消毒、滅菌	（2）消毒法
午後24	専門科目Ⅴ．臨床医学総論	（14）臨床生理学	1．機能検査	（1）呼吸機能検査
午後25	専門科目Ⅴ．臨床医学総論	（16）臨床免疫学	2．免疫に関係する疾患	（1）～（3）アレルギー性疾患、免疫不全症、自己免疫病
午後26	専門科目Ⅲ．生体計測装置学	（1）生体計測の基礎	2．生体情報の計測	（1）計測器の特性
午後27	専門科目Ⅲ．生体計測装置学	（2）生体電気・磁気計測	1．心臓循環器計測	（2）心電図の計測
午後28	専門科目Ⅲ．生体計測装置学	（3）生体の物理・化学現象の計測	1．循環関連の計測	（3）血流計
午後29	専門科目Ⅲ．生体計測装置学	（3）生体の物理・化学現象の計測	2．呼吸関連の計測	（3）呼吸モニタ
午後30	専門科目Ⅲ．生体計測装置学	（3）生体の物理・化学現象の計測	4．体温計測	（1）～（2）核心温計測、体表面温計測
午後31	専門科目Ⅲ．生体計測装置学	（4）画像診断法	3．核磁気共鳴画像計測	（1）MRI
午後32	専門科目Ⅲ．生体計測装置学	（4）画像診断法	5．内視鏡画像計測	（1）～（4）ファイバスコープ、電子内視鏡、超音波内視鏡、特殊光内視鏡
午後33	専門科目Ⅱ．医用治療機器学	（2）各種治療機器	1．電磁気治療機器	（1）電気メス
午後34	専門科目Ⅱ．医用治療機器学	（2）各種治療機器	1．電磁気治療機器	（4）心臓ペースメーカ（植込み型を含む）
午後35	専門科目Ⅱ．医用治療機器学	（2）各種治療機器	2．機械的治療機器	（4）輸液ポンプ
午後36	専門科目Ⅱ．医用治療機器学	（2）各種治療機器	4．超音波治療機器	（1）超音波吸引手術器
午後37	専門科目Ⅱ．医用治療機器学	（2）各種治療機器	6．熱治療機器	（2）ハイパーサーミア装置
午後38	専門科目Ⅳ．医用機器安全管理学	（1）医用機器の安全管理	2．各種エネルギーの人体への危険性	（1）エネルギーの安全限界
午後39	専門科目Ⅳ．医用機器安全管理学	（1）医用機器の安全管理	3．安全基準	（2）医用電気機器の安全基準（JIS T 0601－1）
午後40	専門科目Ⅳ．医用機器安全管理学	（1）医用機器の安全管理	3．安全基準	（4）病院電気設備の安全基準（JIS T 1022）
午後41	専門科目Ⅳ．医用機器安全管理学	（1）医用機器の安全管理	3．安全基準	（2）医用電気機器の安全基準（JIS T 0601－1）
午後42	専門科目Ⅳ．医用機器安全管理学	（1）医用機器の安全管理	3．安全基準	（2）医用電気機器の安全基準（JIS T 0601－1）
午後43	専門科目Ⅳ．医用機器安全管理学	（1）医用機器の安全管理	6．医療ガス	（3）高圧ガス保安法
午後44	専門科目Ⅳ．医用機器安全管理学	（1）医用機器の安全管理	7．システム安全	（3）信頼度
午後45	専門科目Ⅳ．医用機器安全管理学	（1）医用機器の安全管理	8．電磁環境	（2）医療の現場におけるEMIの原因
午後46	専門基礎科目Ⅱ．医用電気電子工学	（1）電気工学	1．電磁気学	（1）電界
午後47	専門基礎科目Ⅱ．医用電気電子工学	（1）電気工学	1．電磁気学	（3）電磁波
午後48	専門基礎科目Ⅱ．医用電気電子工学	（1）電気工学	2．電気回路	（1）受動回路素子
午後49	専門基礎科目Ⅱ．医用電気電子工学	（1）電気工学	2．電気回路	（4）過渡現象
午後50	専門基礎科目Ⅱ．医用電気電子工学	（1）電気工学	2．電気回路	（5）交流回路
午後51	専門基礎科目Ⅱ．医用電気電子工学	（1）電気工学	2．電気回路	（5）交流回路
午後52	専門基礎科目Ⅱ．医用電気電子工学	（1）電気工学	3．電力装置	（1）変換器
午後53	専門基礎科目Ⅱ．医用電気電子工学	（2）電子工学	1．電子回路	（1）電子回路素子
午後54	専門基礎科目Ⅱ．医用電気電子工学	（2）電子工学	1．電子回路	（1）電子回路素子
午後55	専門基礎科目Ⅱ．医用電気電子工学	（2）電子工学	1．電子回路	（1）電子回路素子

午後56	専門基礎科目Ⅱ. 医用電気電子工学	(2)電子工学	1. 電子回路	(3)アナログ回路
午後57	専門基礎科目Ⅱ. 医用電気電子工学	(2)電子工学	2. 通信工学	(2)通信方式
午後58	専門基礎科目Ⅱ. 医用電気電子工学	(3)情報処理工学	1. 電子計算機(コンピュータ)	(2)ソフトウェア
午後59	専門基礎科目Ⅱ. 医用電気電子工学	(3)情報処理工学	1. 電子計算機(コンピュータ)	(3)ネットワーク
午後60	専門基礎科目Ⅱ. 医用電気電子工学	(3)情報処理工学	2. 情報処理	(1)情報表現と論理演算
午後61	専門基礎科目Ⅱ. 医用電気電子工学	(3)情報処理工学	2. 情報処理	(2)信号処理
午後62	専門基礎科目Ⅱ. 医用電気電子工学	(3)情報処理工学	2. 情報処理	(2)信号処理
午後63	専門基礎科目Ⅱ. 医用電気電子工学	(4)システム工学	1. システムと制御	(2)システムの特性
午後64	専門科目Ⅰ. 生体機能代行装置学	(1)呼吸療法装置	1. 原理と構造	(5)高気圧治療装置
午後65	専門科目Ⅰ. 生体機能代行装置学	(1)呼吸療法装置	1. 原理と構造	(7)周辺医用機器
午後66	専門科目Ⅰ. 生体機能代行装置学	(1)呼吸療法装置	2. 呼吸療法技術	(3)開始基準
午後67	専門科目Ⅰ. 生体機能代行装置学	(1)呼吸療法装置	2. 呼吸療法技術	(6)患者状態の把握
午後68	専門科目Ⅰ. 生体機能代行装置学	(1)呼吸療法装置	1. 原理と構造	(5)高気圧治療装置
午後69	専門科目Ⅰ. 生体機能代行装置学	(2)体外循環装置	1. 原理と構造	(1)血液ポンプ
午後70	専門科目Ⅰ. 生体機能代行装置学	(2)体外循環装置	2. 体外循環の病態生理	(1)体外循環と血液
午後71	専門科目Ⅰ. 生体機能代行装置学	(2)体外循環装置	2. 体外循環の病態生理	(2)循環動態
午後72	専門科目Ⅰ. 生体機能代行装置学	(2)体外循環装置	3. 体外循環技術	(3)モニタリング
午後73	専門科目Ⅰ. 生体機能代行装置学	(2)体外循環装置	4. 補助循環法	(1)補助循環
午後74	専門科目Ⅰ. 生体機能代行装置学	(3)血液浄化療法装置	1. 原理と構造	(3)分類
午後75	専門科目Ⅰ. 生体機能代行装置学	(3)血液浄化療法装置	1. 原理と構造	(5)装置と周辺機器
午後76	専門科目Ⅰ. 生体機能代行装置学	(3)血液浄化療法装置	2. 血液浄化の実際	(2)透析液、補充液、置換液
午後77	専門科目Ⅰ. 生体機能代行装置学	(3)血液浄化療法装置	2. 血液浄化の実際	(6)患者管理
午後78	専門科目Ⅰ. 生体機能代行装置学	(3)血液浄化療法装置	3. 安全管理	(3)事故対策
午後79	専門科目Ⅰ. 生体機能代行装置学	(3)血液浄化療法装置	3. 安全管理	(3)事故対策
午後80	専門基礎科目Ⅲ. 医用機械工学	(1)医用機械工学	1. 力学の基礎	(1)力のつり合い
午後81	専門基礎科目Ⅲ. 医用機械工学	(1)医用機械工学	2. 材料力学	(1)機械的特性
午後82	専門基礎科目Ⅲ. 医用機械工学	(1)医用機械工学	3. 流体力学	(2)粘性流体
午後83	専門基礎科目Ⅲ. 医用機械工学	(1)医用機械工学	5. 波動と音波、超音波	(2)音波、超音波
午後84	専門基礎科目Ⅲ. 医用機械工学	(1)医用機械工学	6. 熱と気体	(2)熱力学
午後85	専門基礎科目Ⅳ. 生体物性材料工学	(1)生体物性	2. 生体の機械的特性	(2)音響特性
午後86	専門基礎科目Ⅳ. 生体物性材料工学	(1)生体物性	5. 生体の熱特性、6. 生体の光特性	
午後87	専門基礎科目Ⅳ. 生体物性材料工学	(1)生体物性	7. 生体における輸送現象	(1)流動
午後88	専門基礎科目Ⅳ. 生体物性材料工学	(2)医用材料	2. 安全性テスト	(3)生物学的試験
午後89	専門基礎科目Ⅳ. 生体物性材料工学	(2)医用材料	3. 相互作用	(6)～(7)異物反応、血液適合性
午後90	専門基礎科目Ⅳ. 生体物性材料工学	(2)医用材料	5. 材料化学	(1)結合

第 27 回臨床工学技士国家試験

午前問題解説

［２７回－午前－問題１］ 我が国の平成24年死因順位の第３位はどれか。（医学概論）

1. 悪性新生物
2. 心疾患
3. 脳血管疾患
4. 肺　炎
5. 老　衰

◆キーワード

人口動態　死因順位

◆解　説

平成24年の死亡数を死因順位別にみると、第1位は悪性新生物36万790人、第2位は心疾患19万8622人、第3位は肺炎12万3818人、第4位は脳血管障害12万1505万人となっている。

1. 悪性新生物は、一貫して上昇を続け、昭和56年以降死因順位1位となり、平成24年の全死亡者に占める割合は28.7%となっている、全死亡者のおよそ3.5人に1人は悪性新生物で死亡したことになる。
2. 心疾患は、昭和60年に脳血管疾患にかわり第2位となり、その後も死亡数・死亡率とも上昇傾向であったが、平成21年に減少した。平成22年から再び上昇し、平成24年の全死亡者に占める割合は15.8%となっている。
3. 脳血管障害は、昭和26年に結核にかわって第1位となったが、昭和45年をピークに低下しはじめ、昭和56年には悪性新生物にかわり第2位となった。昭和60年には心疾患にかわって第3位となり、その後も死亡数・死亡率ともに低下傾向であったが、平成23年には肺炎にかわり第4位となり、平成24年の全死亡者に占める割合は9.7%となっている。
4. 肺炎は昭和50年に不慮の事故にかわって第4位となり、上昇と低下を繰り返しながら上昇傾向を示してきたが、平成23年には脳血管疾患にかわり第3位となり、平成24年の全死亡者に占める割合は9.9%となっている。
5. 老衰での死亡数は6万669人であり、第5位となり、平成24年の全死亡者に占める割合は4.8%となっている。

［正解　4］

＜文　献＞

厚生労働省　平成24年　人口動態統計月報告年計（概数）の概況

◆過去５年間に出題された関連問題

［２３回－午後－問題１］

［２７回－午前－問題２］ 嫌気的代謝と好気的代謝について**誤っている**のはどれか。（医学概論）

1. 酸素が消費されるのは好気的代謝である。
2. 一定量のブドウ糖から産生できるATP量が多いのは嫌気的代謝である。
3. 化学反応のステップ数が多いのは好気的代謝である。
4. ミトコンドリアの中で行われるのはブドウ糖の好気的代謝である。
5. 不完全燃焼にたとえられるのは嫌気的代謝である。

◆キーワード

嫌気的代謝　好気的代謝

◆解　説

生物の体内にある糖の代謝経路に解糖系がある。解糖系は、グルコース（ブドウ糖）を分解してピルビン酸を生じる一連の化学反応で、それぞれの酵素によって調節される。解糖系のすべての反応は細胞質基質で行われ、酸素を必要としないため、嫌気的過程または嫌気呼吸と呼ばれる。また、嫌気呼吸は、ATP 生合成の際、解糖系の化学反応のすべては細胞質基質で行われ酸素は不要であるため不完全燃焼にたとえられる。

ミトコンドリア内部の内腔にはクエン酸回路や電子伝達系および酸化的リン酸化に関連する酵素が存在し、エネルギー産生の場である。このエネルギーを作り出す過程において酸素を必要とする酸化的リン酸化および、クエン酸回路と合わせて好気的呼吸と呼ぶ。好気的呼吸は酸素を必要とし、エネルギー代謝の効率が高いため多くのATP を作り出す。また、複雑でかつステップの多い化学反応である。

4. ミトコンドリアの膜壁には、糖質や脂質の分解に必要な酵素類が存在し、アデノシン三リン酸（ATP）の生成に関与している。好気的代謝はミトコンドリア内で行われている。

［正解　2］

＜文　献＞

高畑雅一ほか　編：系統看護学講座　基礎分野　生物学．医学書院．2014．P50、P56

◆過去５年間に出題された関連問題

該当なし

［２７回－午前－問題３］ 薬物について正しいのはどれか。（医学概論）

1. 治療係数（LD_{50}／ED_{50}）が大きいほど安全性が低い。
2. 血漿蛋白と結合したものは薬理作用をもたない。
3. 坐薬投与では初回通過効果（first pass effect）を受ける。
4. 経口（内服）投与の方が筋肉内注射よりも薬効持続時間が短い。
5. 抗てんかん薬は治療薬物モニタリング（TDM）の対象とならない。

◆キーワード

治療係数　初回通過効果　薬効持続時間　治療薬物モニタリング（TDM）

◆解　説

1. 薬物を投与した動物の半数が死亡する半数致死量をLD_{50}、投与した動物の半数が薬理効果を示す半数効果用量をED_{50}と言う。LD_{50}とED_{50}の比（LD_{50} / ED_{50}）を治療係数といい、その値が大きいほど安全性が高く、治療に使う薬として好ましい。
2. 血液中に入った薬物は、２つの形に分かれる。血漿タンパク（主にアルブミン）と結合するものを結合型と言い、タンパク結合型の状態では、各種臓器まで薬物が届かないため薬理作用をもたない。また、タンパクと結合しないものを遊離型といい、薬理作用を発現する。代謝・排泄されるのは遊離型のみである。
3. 経口投与された薬物は消化管で吸収され、門脈を通って肝臓に入る。そのため全身血流に入って作用が発現する前に肝臓での代謝を受け、全身に行きわたるのは投与された一部となる。これを初回通過効果という。坐薬は直腸粘膜から吸収された後、門脈を通らず全身血流に入るため初回通過効果を受けない。
4. 薬物によって変わるが、経口投与では内服された薬物の大部分は胃及び小腸粘膜から吸収される。小腸等から吸収された薬物は門脈を介して肝臓に入り、全身に行きわたるため作用が緩徐で持続が長い。注射薬に関しては適応部位により分けられ、皮内、筋肉内、静脈内は全身作用を目的とすることが多い。その他は局所作用を目的とすることが多いため、作用発現が早く、確実であることと、また内服に比べ少量で効果が現れる特徴がある。以下に適用方法による作用の違いについてまとめる。

作用発現の速さ	静脈内注射＞吸入＞筋肉内注射＞皮下注射＞内服
作用持続性	内服＞皮下注射＞筋肉注射＞吸入＞静脈内注射

5. 個々の患者について、薬物の血中濃度を測定して、その薬物の投与計画（投与量や投与間隔）を立てること。大部分の薬物効果は、その血中濃度とよい相関を示すが、同様の薬物を服用しても人によっては血中濃度の上昇は異なっている。そのため特に治療域と中毒域の接近している薬物（安全域の狭い薬物）ではTDM（治療薬血中濃度モニタリング）を行う必要がある。行う薬剤には、ジギタリス製剤、抗てんかん薬、炭酸リチウム、テオフィリン、アミノ酸糖体系抗生物質などがある。

［正解　2］

＜文　献＞

鈴木政彦　編：新クイックマスター　薬理学 改訂２版．医学芸術社．2005.

◆過去５年間に出題された関連問題

［２２回－午前－問題５］　［２５回－午後－問題５］

［２７回－午前－問題４］ 微生物の大きさの比較で正しいのはどれか。（医学概論）

1. 酵母＞ ウイルス＞ 細菌
2. 細菌＞ 酵母＞ ウイルス
3. ウイルス＞ 酵母＞ 細菌
4. 酵母＞ 細菌＞ ウイルス
5. 細菌＞ ウイルス＞ 酵母

◆キーワード

酵母　細菌　ウイルス

◆解　説

微生物とは、肉眼では見ることのできない小さな生物を意味し、顕微鏡などによって観察できる程度の大きさの生物を指す。その範囲には細菌類、真菌類、原生動物、ウイルスなどがある。

微生物	大きさ	特徴
原虫	10～100μm	単細胞の高等原生生物。球形、楕円形などの形態で偽足や鞭毛などをもつ。有性または無性生殖で増殖する。
真菌	5～10μm	カビ（糸状菌）、酵母、キノコの総称。感染症で問題になるのはカビと酵母。胞子形成か出芽によって増殖する。
細菌	1～5μm	単細胞の原核生物で細胞壁をもつ。細胞は２分裂しながら増殖する。
リケッチア クラミジア	0.3～2μm	リケッチア、クラミジアは生きた動物細胞の中でしか増殖できない小型の細菌である。クラミジアはリケッチアとは異なり、媒介や生存に節足動物を必要としない。
ウイルス	10～100nm	核酸とタンパク質からなる物質。生きた細胞内でのみ増殖する。増殖様式は、細菌のような２分裂は行わず、自己と同じウイルス粒子を複製する。

［正解　4］

<文　献>

小野哲章ほか　編：臨床工学技士標準テキスト．金原出版．2014．P622

◆過去５年間に出題された関連問題

該当なし

［27回－午前－問題5］ 尿検査の項目で**ない**のはどれか。（医学概論）

1. ブドウ糖
2. グリコヘモグロビン（HbA1c）
3. pH
4. ケトン体
5. 比　重

◆キーワード

尿の組成　糖代謝異常

◆解　説

各種の臨床検査の中で尿検査はその頻度が最も高い。尿は排泄物であるため、その採取が容易であるがゆえである。しかも尿は血液から生成されるものであるために、血液の変化が尿中にも現われる。したがって、尿中成分から得られる情報は腎疾患だけではなく、他の各種全身疾患の診断にも大いに役立つ。

1. ブドウ糖とは単糖類であるグルコースのことである。血液中には基本的にグルコース以外の糖はほとんど存在しない。血中のグルコースを血糖（Blood sugar）といい、これが尿中に出現した場合は尿糖（Urine sugar）という。健常者では通常の検査法で尿糖が検出されることはない。
2. グリコヘモグロビン（HbA1c）は尿検査の対象とはならない。これは赤血球内に存在するため、血液検査での対象となる。赤血球内のヘモグロビンはグロビン鎖と呼ばれる蛋白質があり、赤血球膜を透過してきたグルコースがこれと非酵素的に結合したものがHbA1cである。高血糖状態が長期間にわたると血中の糖と、蛋白質であるグロビン鎖の結合が増加する。したがって血糖値が高値を示す糖代謝異常（糖尿病）の場合は、この物質も増加する。また、グルコースとグロビン鎖の結合が安定的であるために、血糖値の短期的な変化に影響されない。そのため赤血球の寿命（約120日）の半分にあたる過去の期間における血糖値の平均値を反映している。つまり、HbA1c測定の意義は、変動幅が大きい日々の血糖の測定値に左右されず、長期的な血糖値の状態を把握することができることにある。
3. 腎臓は血漿の酸塩基平衡を調節する器官でもある。尿細管上皮細胞からはH^+が排泄される一方でHCO_3^-を血液へ供給する。H^+はリン酸などの不揮発性塩と結合して排泄される。これら滴定酸とよばれるものによって尿のpHは弱酸性（pH 6.0位）となる。また、血中のP_{CO_2}が上昇すると尿中のpHは低下する。
4. 血糖値を維持するためにはグルコース以外のエネルギー代謝が必要となる。脂肪細胞にある中性脂肪は分解されて脂肪酸とグリセリンになり、脂肪酸は更に分解されて（β酸化）アセチルCoAとなる。アセチルCoA 2分子が結合してつくられるものを総称してケトン体という。糖尿病ではグルコースが利用できないために脂肪が分解されるのでケトン体が血中に増加し、やがて尿中にも出現する。一般的な方法では健常人の尿から検出されない。
5. 尿比重は腎臓の濃縮力を反映している。基準値は1.010～1.030であるが、健常者であれば一般に尿比重は尿量と反比例する。尿量に関わらず常に比重が変わらない場合は、低比重尿、等張尿、高比重尿に分類され、腎臓に障害が生じていることがうかがわれる。

［正解　2］

<文　献>

林　典夫ほか　編：シンプル生化学．南江堂．2011．P272

◆過去5年間に出題された関連問題

該当なし

［２７回－午前－問題６］ 椎体について**誤っている**のはどれか。（医学概論）

1. 頸椎は７つある。
2. 頸椎のうち一番頭側のものは環椎と呼ばれる。
3. 胸骨は胸椎の一部である。
4. 腰椎には生理的前弯がある。
5. 仙椎は坐骨に接続する。

◆キーワード

脊柱　椎骨　頸椎　胸椎　腰椎　仙椎　尾椎

◆解　説

骨格とは、いくつかの骨で組み合わせたものが中心となり構成されたものの呼称である。脊柱は胴の支柱をなす骨格であり、32～34 個の脊椎または椎骨と呼ばれる骨からなる。椎骨は一般に椎体、椎弓という共通の構造をもつ。上から頸椎（7 個)、胸椎（12 個)、腰椎（5 個)、仙椎（5 個：融合して１個の仙骨)、尾椎（3～5 個：融合して１個の尾骨）と呼ばれ、各部位では、大きさや部分的な構造が異なる。問題文の「椎体について誤っているものはどれか。」は、「脊柱について誤っているものはどれか。」ということであろう。椎体は脊柱を連結する円柱状の最も大きい部位である。椎体間は椎間板を挟んで連結されている。つまり脊柱という骨格を構成するためには必ず椎体が無ければならない。ところが、脊柱の一番上にある椎骨である第１頸椎には椎体は存在しない。椎体がない部位は後弓となり、全体的に環状に見えるので環椎と呼ばれる。実は椎骨の椎体間は椎間板を介して連結されているが、椎体間の連結は椎弓の関節突起によってもなされている。これを椎間関節という。第１頸椎（環椎）と第２頸椎（軸椎）は、この椎間関節と第２頸椎側の歯突起との間に頭部の回転に関わる環軸関節をもっている。

3. 胸骨と胸椎は、どちらも肋骨と共に胸郭と呼ばれる骨格を構成する骨である。1 個の骨であるので他の骨を含むことはありえない。
4. 脊柱は前後から見ると直線状に見えるが、側部から見ると脊柱全体が前後に 2 ヶ所彎曲している。これらを生理的弯曲と呼ぶ。したがって、腰椎のみにあるわけではない。前方の 2 ヶ所の湾曲は頸椎と腰椎である。後方の 2 ヶ所の湾曲は胸椎と仙骨、尾骨である。前者を一次弯曲といい、胚子であったときの姿勢を反映している。後者は二次弯曲といい、これは成長に伴って現われて来る。これらの湾曲は重心の調節を取りやすくしていると共に、頭部に対して、下方からの衝撃を和らげる緩衝装置でもある。
5. 骨盤と呼ばれる骨格は、左右の寛骨と仙骨、尾骨からなる。仙椎は 5 個あり、これらが融合して 1 個の骨となったものが仙骨である。また、寛骨も同じく腸骨、恥骨、坐骨の 3 個の骨が融合したものである。寛骨にある腸骨の部位は仙骨と連結し、仙腸関節を形成している。仙骨はこの関節以外には尾骨や第 5 腰椎との連絡はあるが、仙骨の他の部位との結合はない。したがって、仙椎と坐骨の連結はない。ただし、仙棘靭帯と仙結節靭帯による靭帯結合による連絡はある。そのような解釈をすれば正しいということになるが、不適切な問題と思われる。

［正解　3］

<文　献>

藤田恒夫　著：入門人体解剖学 改訂第５版．南江堂．2012．P63

◆過去５年間に出題された関連問題

該当なし

［２７回－午前－問題７］ 心臓に関係する解剖について**誤っている**のはどれか。（医学概論）

1. 右室壁は左室壁よりも薄い。
2. 左冠動脈は前下行枝と回旋枝に分かれる。
3. 右肺動脈は上行大動脈の背側を通る。
4. 僧帽弁は二尖弁である。
5. 腱索は心房に認められる。

◆キーワード

冠動脈　僧帽弁　腱索

◆解　説

血管系には心臓というポンプがあり、これは静脈血の還元型ヘモグロビンに酸素を供給する肺循環系と、動脈血の酸化型ヘモグロビンを全身へ供給する体循環系の中心である。この２系列の循環系は各々2つの部屋をもち、心房と心室と呼ばれる。右心房・右心室は肺循環系であり、左心房・左心室は体循環系である。心房と心室間、心室と動脈間には弁があり、逆流を防いでいる。右心側は肺へ到る動脈の距離が短いために右室は低圧であり、左心側は全身へ動脈の枝が伸びているので左室は高圧である。ただし両者の循環系における血液流量は等しい。また、2 系列の循環系の他に心臓自身の栄養血管である冠状動静脈による心臓循環がある。心臓の解剖を理解するうえでは以上の事柄を最低限、理解しておくことが必要である。

1. 左心系は高圧系である。したがって低圧系である右心系よりも左心室壁は厚くなる。
2. 心臓の循環系には体循環と肺循環以外に心臓自体の循環がある。左冠状動脈は大動脈の左半月弁、バルサルバ洞に冠状動脈口をもち、ここから動脈血の供給を受ける。左冠状動脈はそこからすぐに前下行枝と回旋枝に分岐する。
3. 肺動脈幹は大動脈よりもやや前方にあるが、左右の肺動脈へ分岐する部位は上行大動脈の後部にある。
4. 心房と心室間の弁を房室弁と呼び、心室と動脈の間の弁を動脈弁と呼ぶ。したがって弁は 4 つあるが、弁尖が 2 枚であるものは左心系の僧帽弁だけである。右心系はその名前どおり三尖弁である。動脈弁の場合は各３枚の半月弁で構成されている。
5. 動脈弁と房室弁は構造が異なる。動脈弁はポケット状のシンプルな構造をしており、逆流圧に対しては 3 枚の半月弁が、その圧を利用して密着することで逆流を防いでいるが、房室弁は開口部が大きいのでこのような構造はとれない。逆流圧に対しては弁尖から伸びている腱索が心室内の乳頭筋に付着しており、弁の反転を防いでいる。

［正解　5］

＜文　献＞

小野哲章ほか　編：臨床工学技士標準テキスト 第２版．金原出版．2012．P31

◆過去５年間に出題された関連問題

［２２回－午後－問題６］　［２２回－午後－問題１３］　［２６回－午前－問題７］

［27回－午前－問題8］ **誤っている**のはどれか。（医学概論）

1. 細胞外液で最も多い陽イオンはNa^+である。
2. 血清はフィブリノーゲンを含む。
3. ABO血液型でA型の血清中には抗B抗体が存在する。
4. 好酸球は顆粒球白血球である。
5. 血小板は血液凝固に関係する。

◆キーワード

血球成分　細胞内液　細胞外液

◆解　説

血液は細胞内液と細胞外液に区別される。細胞外液が全て細胞に拡散している。この多量の細胞外液を血漿という。血漿は細胞間質液と同様のイオン組成をもつが、血漿の成分には細胞間質液に見られない多くの種類と量の蛋白質が含まれている。また、血液の細胞成分である血球は、大きく３つの種類に分けられ、各々赤血球、白血球、血小板と呼ばれる。これら血液中の蛋白質と血球は様々な生理的機能を有している。

1. 細胞間質液と血漿は、基本的には同じく細胞外液である。どちらもNa^+を多く含んでいる。
2. 血管内を循環している血液中の液体成分を血漿という。出血時のために止血を行なう成分が血液内には備えられている。血漿中に含まれている止血のための成分には、フィブリノーゲンという易溶性の蛋白質があり、血球には血小板がある。フィブリノーゲンが止血のために析出して、不溶性の線維状の蛋白質へ変性したものをフィブリンという。つまり、血清とは血漿中のフィブリノーゲンがフィブリンとなって、血漿中から消失した状態の液体成分のことである。一般に試験管内で血液が凝固すると凝固側に細胞成分が取り込まれて液体成分と分離されるが、そのときの淡黄色の透明な液体が血清である。このときフィブリンは凝固側にあり、血清中のフィブリノーゲンは、他の凝固系の因子とともに消失している。
3. 赤血球膜には血液型物質と呼ばれるものがあり、分類法がいくつかあるが、ABO 式血液型による分類法が主なものである。A 型物質をもつ赤血球の血漿中には、B 型の赤血球を凝集させる蛋白質が存在する。これを抗 B 抗体とよぶ。逆に B 型物質をもつ赤血球の血漿中には抗 A 抗体が存在する。
4. 白血球は顆粒球、単球、リンパ球に分類される。更に顆粒球は細胞質に見られる顆粒の染色性の違いによって、好酸球、好塩基球、好中球に分類される。好酸球の顆粒は酸性色素であるエオシンによって赤く染まる。好酸球という名称の由来はここから来ている。
5. 血小板は血球であるが、赤血球と同様に核を持たない。造血幹細胞からの分化の過程で核が脱落してできたものである。血小板の機能は一次止血である。一次止血は凝固因子であるフィブリノーゲンも関わるが、止血の主体は血小板である。凝固因子が主体の止血は二次止血といい、各々の止血栓を血小板血栓、フィブリン血栓と呼ぶ。

［正解　2］

<文　献>

小野哲章ほか　編：臨床工学技士標準テキスト 第２版．金原出版．2012．P22

◆過去５年間に出題された関連問題

［22回－午後－問題17］

［２７回－午前－問題９］ ある被検者にイヌリンを投与したところ、血漿中濃度4mg/dL、尿中濃度120mg/dL、30分間の尿量が60mLであった。糸球体濾過量［mL/min］はどれか。（医学概論）

1. 15
2. 20
3. 30
4. 60
5. 120

◆キーワード

糸球体濾過量（GFR） イヌリン

◆解 説

腎臓において特定の物質が血液から除去され排泄される効率をクリアランスという。これは糸球体濾過膜から濾過されるだけでなく、尿細管からも分泌される物質であってもよい。血液（血漿）中の物質がネフロンを通過する間に除去される効率である。しかし、糸球体濾過量（GFR）は文字通り、糸球体の壁である糸球体濾過膜のみを通過する物質であることが測定条件である。したがって、分泌はもちろん再吸収もされない物質が必要となる。つまり、その物質は糸球体濾過膜を通過して、その全てが尿中に排泄される物質でなければ糸球体濾過量（GFR）は測定できない。その条件をほぼ満たす物質としてイヌリンが用いられる。これは血液中に存在しない物質であるという点では測定上の利点でもあるが、一方で静脈から注射によって血中へ送らなければならないために、臨床上の手間を要する。そこで、血液中に常に存在し、イヌリンと同様に尿細管輸送がほとんどないクレアチニンを糸球体濾過量（GFR）の指標物質として用いることが多い。

糸球体濾過量（GFR）とは、ある特定された物質が血漿から除去された際の、その物質が元々存在していた血漿の領域の量のことである。糸球体濾過量（GFR）を求めるには、尿中の物質と濾過膜を通過した物質が等しいということが条件となるので、先ず尿中の物質量を算出し、この値から血漿中の物質の濃度をもとに血漿量（糸球体濾過量）を求める。公式をただ暗記するだけでなく、式を理解しておく必要がある。

GFR（mL/min）＝ U_X（尿中に存在するX：イヌリンの濃度）・V（1分間当たりの尿量）/P_X（血漿中に存在するX：イヌリンの濃度）から、問題のように血中濃度と尿中濃度の単位は（mg/dL）であり、GFRの単位は（mL/min）であるが、計算上は各々（mg/mL）に合わせる必要はない。

［正解 4］

<文 献>

小野哲章ほか 編：臨床工学技士標準テキスト 第2版．金原出版．2012．P44

◆過去５年間に出題された関連問題

［２３回－午前－問題２５］

［２７回－午前－問題１０］ 末梢型チアノーゼの観察部位として適切なのはどれか。（臨床医学総論）

a. 指　尖
b. 眼球結膜
c. 口腔粘膜
d. 口　唇
e. 耳　介

1. a、b、c　2. a、b、e　3. a、d、e　4. b、c、d　5. c、d、e

◆キーワード

末梢型チアノーゼ　酸素飽和度　血管閉塞

◆解　説

末梢型（末梢性）チアノーゼとは、血液中に含まれる酸素の量が少なる事によって皮膚や粘膜が赤紫色に変色する事であり、その中でも特に症状が末梢の血管が通る部位に発生する事を呼ぶ。

チアノーゼには中枢性チアノーゼと末梢性チアノーゼがあり、それぞれ区別している。

末梢性チアノーゼの病態として、組織の酸素利用の相対的な亢進があるが、動脈血酸素濃度はほぼ正常である。出現部位としては、指、耳朶、鼻尖、頬部などがあげられる。

b. 眼球粘膜のチアノーゼ出現は、中枢性チアノーゼの観察部位としてあげられる。
c. 口腔粘膜のチアノーゼ出現は、中枢性チアノーゼの観察部位としてあげられる。

［正解　3］

＜文　献＞

落合慈之ほか　編：循環器疾患ビジュアルブック．学研メディカル秀潤社．2011．P18

◆過去５年間に出題された関連問題

該当なし

[２７回－午前－問題１１］ CO_2ナルコーシスでみられる症状はどれか。（臨床医学総論）

a. チアノーゼ

b. 傾　眠

c. 羽ばたき振戦

d. 自発呼吸の減弱

e. 呼吸性アルカローシス

1. a、b、c　2. a、b、e　3. a、d、e　4. b、c、d　5. c、d、e

◆キーワード

高二酸化炭素血症　中枢神経障害　高濃度酸素投与

◆解　説

高二酸化炭素血症により脳脊髄液の pH が低下し、起こる中枢神経障害である。$PaCO_2$ が 80mmHg 以上になると意識が障害される。

〔主症状〕 意識障害、高度の呼吸性アシドーシス、自発呼吸の減弱

初期には神経刺激症状（呼吸促迫、頻脈、発汗、頭痛、振戦など）がみられ、進行すると意識障害（傾眠、昏睡、縮瞳　など）の症状が出現し、自発呼吸は更に減弱する。

COPD（慢性閉塞性肺疾患）などの慢性Ⅱ型呼吸不全では、主な呼吸抑制が CO_2 受容器でなく O_2 受容器で行われているため、高濃度酸素の投与した際血中 O_2 濃度が上昇して呼吸抑制が生じ、血中 CO_2 濃度がさらに上昇して起こる。

a. チアノーゼは血中の還元ヘモグロビン（Hb）もしくは異常 Hb の増加によって、皮膚や粘膜が暗紫色になる状態で、CO_2 上昇によりみられるものではない。

c. 振戦は企図振戦、羽ばたき振戦など多様な様式をとる。企図振戦は運動後に一定の姿勢で現れるもので、羽ばたき振戦は上肢を水平にすると現われるものである。

e. 症状としては高度の呼吸性アシドーシスである。

［正解　4］

＜文　献＞

安部紀一郎、森田敏子　著：呼吸機能学と呼吸器疾患のしくみ．日総研出版．2010．P41、P219～P220

道又元裕ほか　編：人工呼吸管理実践ガイド．照林社．2009．P41、P93

◆過去５年間に出題された関連問題

［２４回－午前－問題６８］

［２７回－午前－問題１２］ ワルファリンの効果を弱めるのはどれか。（臨床医学総論）

a. うなぎ

b. そ　ば

c. 納　豆

d. ビタミンK剤

e. カリウム剤

1. a、b　2. a、e　3. b、c　4. c、d　5. d、e

◆キーワード

ワルファリン　ビタミンK

◆解　説

ワルファリンは経口抗凝固薬であり、ビタミンKの作用に拮抗し、肝臓におけるビタミンK依存性の血液凝固因子（プロトロンビン、第Ⅶ・第Ⅸおよび第Ⅹ因子）の生産を抑え、抗凝固および抗血栓効果を発揮する。血栓症の長期治療などに使用される。納豆は納豆菌が大腸内でビタミンKを産生させるため摂取禁忌である。ビタミンKを多く含むホウレンソウやブロッコリーなどの緑黄色野菜、海藻はワルファリンの作用を減弱させるため多量の摂取は控える。

［正解　4］

＜文　献＞

小野哲章ほか　編：臨床工学技士標準テキスト 第２版．金原出版．2012．P118

◆過去５年間に出題された関連問題

［２３回－午後－問題５］　［２６回－午後－問題７］

［２７回－午前－問題１３］ 急性心筋梗塞で最初に増加するのはどれか。（臨床医学総論）

1. ALT（GPT）
2. AST（GOT）
3. CRP
4. LDH
5. トロポニンT

◆キーワード

心筋壊死　心筋障害マーカー　炎症マーカー

◆解　説

急性心筋梗塞（AMI：acute myocardial infarction）は、冠状動脈の狭窄・閉塞により冠血流が急激に減少し、心筋壊死をきたした病態。心筋の壊死によって心筋細胞からは特有の酵素や蛋白（心筋障害マーカー）が流出するほか、炎症マーカーも上昇する。これらを血液生化学検査によって測定することにより、心筋壊死の発生や程度を知ることができる。

1. ALT（アラニンアミノトランスフェラーゼ）：ピリドキサールリン酸（PALP）を補酵素とする代表的なアミノ基転移酵素である。ほとんどの臓器組織細胞中に分布しており、臓器障害の程度、臨床経過などを知るための検査である。ALT は肝、次いで腎の細胞内に多く局在し、これらの臓器が障害された際、血中に逸脱して増加する。心筋梗塞では用いられない。
2. AST（アスパラギン酸アミノトランスフェラーゼ）：ALT と同質のアミノ基転移酵素。AST は特に心筋、肝、骨格筋、腎に多く局在する。心筋梗塞では発症後 6～12 時間で上昇する。
3. CRP（C 反応性蛋白）：炎症や組織細胞の破壊が起こると血清中に増加するタンパク質。1～3 日で上昇する。
4. LDH（乳酸脱水素酵素）：あらゆる組織に広く分布し、組織の損傷が起こると LDH が血清へ逸脱し、酵素活性が増加する。発症後 12～24 時間で上昇する。また、LDH には 5 種類のアイソザイムがあり、各臓器でのアイソザイムパターンに特徴があるので、血清中のアイソザイムパターンから障害組織の部位を推定することができる。心筋梗塞では LDH_1 と LDH_2 が多く含まれる。
5. トロポニン T：筋原線維の収縮調節蛋白の一つ。発症後 3～4 時間で上昇する。

［正解　5］

＜文　献＞

篠原一彦ほか　編：臨床工学講座　臨床医学総論．医歯薬出版．2012．P98
萩原誠久ほか　編：病気がみえる vol.2 循環器 第 3 版．メディックメディア．2010．P95

◆過去５年間に出題された関連問題

該当なし

［２７回－午前－問題１４］ 糖尿病性ケトアシドーシスの症状で**ない**のはどれか。（臨床医学総論）

1. 口　渇
2. 腹　痛
3. 発　汗
4. クスマール呼吸
5. アセトン臭

◆キーワード

糖尿病ケトアシドーシス　１型糖尿病　脱水　アセトン臭　クスマール呼吸

◆解　説

糖尿病ケトアシドーシスは高度のインスリン作用不足により糖の利用が困難になるため、代わりに脂肪を分解して利用するようになると、血中ケトン体が増加しケトーシス、アシドーシスになり、脱水が加わり意識障害を起こす。１型糖尿病発症時および１型糖尿病患者でインスリン注射を中断することによって生じる。

前駆症状として、激しい口喝、多飲、多尿、体重減少、全身倦怠感、胃腸症状（悪心、嘔吐、腹痛）があり、理学的所見として、脱水、アセトン臭、呼吸刺激、クスマール呼吸、血圧低下、脈拍頻かつ浅、神経学的所見（けいれん、振戦）に乏しい、などがある。

3. 糖尿病性ケトアシドーシスでは、発汗はみられない。

［正解　3］

＜文　献＞

篠原一彦ほか　編：臨床工学講座　臨床医学総論．医歯薬出版．2012．P148～P149

◆過去５年間に出題された関連問題

該当なし

[２７回－午前－問題１５]　末梢性顔面神経麻痺の症状はどれか。（臨床医学総論）

a. 健側に眼瞼下垂が出現する。

b. 麻痺側の瞳孔が散大する。

c. 麻痺側の額のしわ寄せができない。

d. 麻痺側の鼻唇溝が浅くなる。

e. 口笛がうまく吹けない。

1. a、b、c　　2. a、b、e　　3. a、d、e　　4. b、c、d　　5. c、d、e

◆キーワード

末梢性顔面神経麻痺　ベル麻痺

◆解　説

脳から直接出ている神経を脳神経といい、その中の７番目が顔の筋肉（表情筋）を動かす運動神経で顔面神経という。顔面神経は耳がついている頭の骨（側頭骨）の中と耳下腺（耳の下にある唾液腺）の中を通る。そのため、側頭骨の中にある内耳・中耳や耳下腺の病気が原因となって神経の麻痺、すなわち顔面神経麻痺が起こる。これを末梢性顔面神経麻痺といい、脳梗塞等が原因の中枢性麻痺とは区別する必要がある。

末梢性顔面神経麻痺で最も多くみられるのはベル麻痺と呼ばれ、その多くは原因不明である。しかし、多くの例が完全回復し、特に電気生理学的検査で顔面神経の伝導性が保たれている例では90%が完全回復する。予後不良となる要因は、高齢、高血圧、味覚障害、耳以外の痛み、顔面筋の完全麻痺などが挙げられる。

主な症状として、麻痺側の額ではしわがよらないか浅くなる、目を閉じると閉眼できずに瞼裂があく、虹彩部が上転して白目となるBell現象がみえる。また、口周囲では、口笛がうまく吹けない、麻痺側の鼻唇溝（法令線）が浅くなるなどの症状が見られる。生活動作として、閉眼が不十分になると乾燥性結膜炎となり眼球結膜の充血を生じる兎眼や麻痺側の口角から口中の空気が漏れてしゃべりにくくなり、食物、特に液体が漏れて食べにくくなる。

a. 眼瞼下垂は、健側ではなく麻痺側でみられる。

b. 麻痺側の瞳孔の多くは縮小する。

［正解　5］

<文　献>

辻　貞俊　編：神経治療学 Vol.25 No.2「標準的神経治療：Bell 麻痺」．日本神経治療学会．2008．P169～P185

篠原一彦ほか　編：臨床工学講座　臨床医学総論．医歯薬出版．2012．P309

◆過去５年間に出題された関連問題

該当なし

［２７回－午前－問題１６］ 先天性風疹症候群にみられるのはどれか。（臨床医学総論）

a. 動脈瘤
b. 白内障
c. 心疾患
d. 白血病
e. 間質性肺炎

1. a、b　2. a、e　3. b、c　4. c、d　5. d、e

◆キーワード

先天性風疹症候群（CRS）　胎内感染

◆解　説

妊娠中、母体が風疹ウイルスに罹患すると**胎内感染（経胎盤感染）**により胎児も風疹ウイルスに感染することがある。感染した胎児には先天性異常を生じる場合があり、これを**先天性風疹症候群（CRS）**と呼ぶ。

CRS の三大症状は、**①白内障、②心奇形、③難聴**　である。

妊娠中、風疹ウイルスに初感染すると、胎児への感染、CRS 発症を防ぐ有効な手段はなく、感染後の治療も確率されていないため、妊娠前に風疹ワクチンを接種する感染予防が重要となる。

［正解　3］

＜文　献＞

医療情報科学研究所　編：病気がみえる vol.10　産科 第２版．メディックメディア．2009．P170～P172

◆過去５年間に出題された関連問題

該当なし

[２７回－午前－問題１７]　尿路の通過障害を起こす疾患はどれか。（臨床医学総論）

a. 尿管結石
b. 膀胱癌
c. 腎細胞癌
d. 腎静脈血栓症
e. 前立腺肥大症

1. a、b、c　　2. a、b、e　　3. a、d、e　　4. b、c、d　　5. c、d、e

◆キーワード

尿路感染症　尿路通過障害　尿路結石　膀胱癌　前立腺肥大

◆解　説

尿路感染症は、基礎疾患をもたない単純尿路感染症（おもに若年女性に好発）と基礎疾患をもつ複雑性尿路感染症に分けられる。このうち、複雑性尿路感染症は、**尿路通過障害**、残尿、逆流といった尿流・排尿障害をきたす疾患が原因となりやすい。複雑性尿路感染症の基礎疾患を表に示す。

複雑性尿路感染症の基礎疾患

乳幼児・小児	男性	女性
・膀胱尿管逆流	**・前立腺肥大症**	・妊娠
・尿路奇形	・前立腺癌	・神経因性膀胱
	・膀胱癌	**・膀胱癌**
	・腎盂・尿管癌	・腎盂・尿管癌
	・尿路結石	**・尿路結石**

a. 尿路結石は尿の酸性度の変動と尿中成分の溶解度の低下が原因となって形成される。形成された結石が尿管や尿路にはまりこんでとどまった状態となり、尿流を急に閉塞することで疝痛発作の原因となる。
b. 膀胱癌の多くは膀胱上皮から発生する尿路上皮がんであり、症状としては無症候性血尿や頻尿、尿路障害による排尿痛を示す場合もある。
c. 腎細胞癌は、近位尿細管に由来する上皮性悪性腫瘍で、無症状または古典的には血尿、側腹部痛、腹部腫瘤を３徴候とする。
d. 腎静脈血栓症は、外部からの圧迫や血液凝固異常により腎静脈に血栓が形成される疾患で、急性発症ではタンパク尿や血尿などがみられることがある。
e. 前立腺の肥大があると、尿道は圧迫されて狭窄し、排尿時間の延長や残尿感、頻尿といった排尿障害を起こす。

［正解　2］

<文　献>

坂本穆彦　編：系統看護学講座　病理学 第４版．医学書院．2013．P52、P250、P252
医療情報科学研究所　編：病気がみえる vol.8　腎・泌尿器 第１版．メディックメディア．2012．P238～P247、P264～P286

◆過去５年間に出題された関連問題

［２２回－午後－問題１６］　［２４回－午前－問題１８］　［２６回－午前－問題１８］

［２７回一午前一問題１８］ 副腎皮質ステロイドが治療に用いられる疾患はどれか。（臨床医学総論）

a. 食道アカラシア

b. 胃潰瘍

c. 大腸ポリープ

d. クローン病

e. 潰瘍性大腸炎

1. a、b　　2. a、e　　3. b、c　　4. c、d　　5. d、e

◆キーワード

副腎皮質ステロイド　膠原病　抗炎症作用　免疫抑制作用

◆解　説

副腎皮質で産生されるステロイドホルモンの中で、主にグルココルチコイド活性をもつコルチゾールやその合成薬がステロイドとして用いられる。基本的には抗炎症作用であり、免疫を抑制することにより、病状を見かけ上改善することができる。炎症症状のみ残っている場合、副腎ステロイドでいったん炎症反応を抑制すれば、治癒させることができる。しかし、原因が他にある場合には、かえって治癒を遅延させてしまうこともある。上述の通り、ステロイドの多くは、**抗炎症作用**や**免疫抑制作用**などのグルココルチコイド活性のみを強く発揮するため、炎症・アレルギー・膠原病（自己免疫疾患）などの幅広い疾患に対して用いられる。

a. 食道アカラシアは、食道下部における食物の通過障害と食道全体の異常拡張が生じる原因不明の機能性疾患である。治療の第一選択はバルーン拡張術であり、薬物療法としてはCa拮抗薬や亜硝酸薬が一時的な症状緩和に用いられる。

b. 胃潰瘍はヘリコバクター・ピロリ菌感染やNSAIDs（非ステロイド系抗炎症薬）の服用が発症の原因となる胃粘膜病変である。治療はピロリ菌除菌およびNSAIDsの服用中止が中心となる。

c. 大腸ポリープとは大腸粘膜面から内腔に向かって突出する隆起性病変の総称で通常、無症状であるが、大きなものでは血便や下血をきたすこともあるため5mm以上の腺腫、癌が疑われるものなどは内視鏡的治療（ホットバイオプシー、ポリペクトミーなど）の適応となる。

d. クローン病は若年者に好発する原因不明の肉芽種性炎症性疾患である。現在、根治治療はないため緩解を維持し、患者のQOLを高めることが大事である。治療としては、栄養療法、薬物療法（サリチル酸塩製剤、**副腎皮質ステロイド**、免疫抑制剤など）、**顆粒球除去療法（GCAP）**がある。

e. 潰瘍性大腸炎（UC）は、主に大腸粘膜を浸し、びらんや潰瘍を形成する原因不明のびまん性炎症性疾患である。治療の原則は内科的治療であり、薬物療法（サリチル酸塩製剤、**副腎皮質ステロイド**、免疫抑制剤など）、**血球成分除去療法（LCAP、GCAP）**が用いられる。

［正解　5］

＜文　献＞

丸山　敬：史上最強図解 これならわかる！薬理学. ナツメ社. 2011. P127～P128

医療情報科学研究所　編：病気がみえるvol.6 免疫・膠原病・感染症 第1版. メディックメディア. 2009. P50

医療情報科学研究所　編：病気がみえる vol.1 消化器 第4版. メディックメディア. 2010. P50、P51、P68～P71、P139、P102～P113

◆過去５年間に出題された関連問題

該当なし

［２７回－午前－問題１９］ 深部静脈血栓症のリスク因子はどれか。 （臨床医学総論）

a. 長時間手術

b. 長期臥床

c. 悪性腫瘍

d. 巨赤芽球性貧血

e. 再生不良性貧血

1. a、b、c　2. a、b、e　3. a、d、e　4. b、c、d　5. c、d、e

◆キーワード

深部静脈血栓症（DVT）

◆解　説

皮下など体表面に近い部位を走る静脈を表在静脈というのに対し、筋層内など深い層を走る静脈を深部静脈という。この深部静脈内に血栓を生じ、静脈閉塞を起こすものを深部静脈血栓症（DVT）とよぶ。

静脈血栓はVirchow（ウィルヒョウ）の３成因（下図参照）など様々な要因が絡み合って形成される。左腸骨静脈の前面に右腸骨静脈が走行しているため、左腸骨静脈に血栓が好発する。

血栓が血流に乗って肺動脈に詰まると肺血栓塞栓症（PTE）を合併し、突然の呼吸困難をきたす場合があるため注意が必要である。

治療は抗凝固療法（ヘパリン、ワルファリン）による血栓の進展抑制が中心となるが、急性期の静脈うっ滞が強い場合は血栓溶解療法やFogartyカテーテルによる血栓除去術の適応となる。

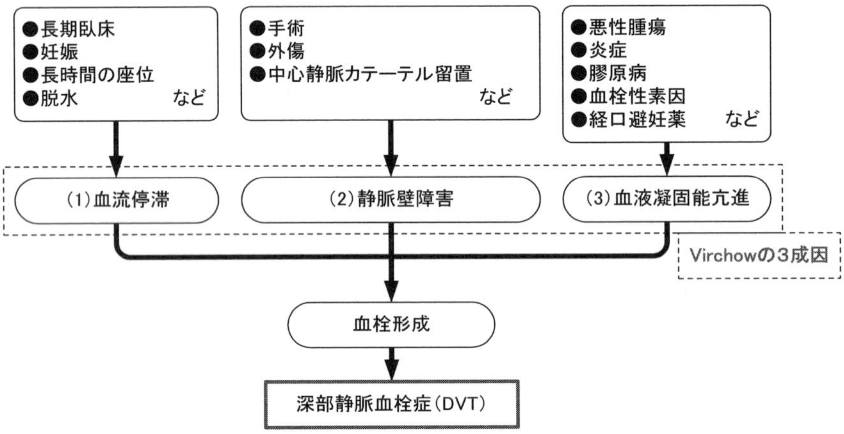

図　血栓形成の誘因

［正解　1］

<文　献>

篠原一彦ほか　編：臨床工学講座　臨床医学総論．医歯薬出版．2012．P93～P94

医療情報科学研究所　編：病気がみえる循環器 vol.2 第３版．メディックメディア．2010．P274～P277

◆過去５年間に出題された関連問題

［２２回－午後－問題１２］　［２３回－午前－問題１３］

［２７回－午前－問題２０］ カプノメータが麻酔中のモニタとして役立つのはどれか。（臨床医学総論）

a. 不整脈

b. 食道挿管

c. 呼吸回路の外れ

d. 気管支喘息発作

e. 麻酔ガス過剰濃度

1. a、b、c　2. a、b、e　3. a、d、e　4. b、c、d　5. c、d、e

◆キーワード

カプノメータ　カプノグラム異常波形

◆解　説

カプノメータとは、呼気ガス中の二酸化炭素分圧（濃度）を測定し、換気状態を見るための装置である。

呼気中の二酸化炭素分圧（濃度）を連続的に測定し、波形（カプノグラム）を表示する。

呼気終末二酸化炭素分圧（$P_{ET}CO_2$）は正常状態では、動脈血二酸化炭素分圧に近い値を示し、採血が不要で、換気状態の異常の早期発見に有用である。

赤外線吸光法による動作原理は、二酸化炭素や亜酸化窒素などの多原子分子が特定の周波数の赤外線を強く吸収する性質を持っていることを利用している。

カプノグラムの波形の変化により様々な異常が発見できるため、麻酔中のモニタにも使用されている。

a. 不整脈は心電図モニタで監視する。

b. 食道挿管とは、気管内チューブを食道に挿管してしまうことである。食道挿管してしまうと無呼吸になり、カプノグラムは表示されない。

c. 呼吸回路が外れると、無呼吸になる。

d. 気管支喘息発作により気道の狭窄が起こると、閉塞性の呼吸パターンを示し、カプノグラムの第２相がなだらかになってくる。

e. 麻酔ガスの濃度はカプノメータでは測定できない。

［正解　4］

＜文　献＞

廣瀬　稔ほか 編：臨床工学講座　生体代行装置学　呼吸療法装置. 医歯薬出版. 2014. P182

◆過去５年間に出題された関連問題

［２３回－午前－問題２９］　［２４回－午後－問題２９］　［２５回－午前－問題２１］

［２６回－午後－問題２０］

［２７回－午前－問題２１］ ICUに**常備しなくてもよい**機器はどれか。（臨床医学総論） 1. 心電計 2. 人工呼吸器 3. 脳波計 4. 除細動器 5. 心臓ペースメーカ

◆キーワード

ICU 常備機器

◆解　説

ICU とは救命できる可能性のある急性の重症患者を収容し、密度の高い集中的な医療看護を行うための管理方式をいう。諸設備は当該する各種法令に基づいて法規・規格に適合し、定められた基準を満足するものか、それ以上のものでなければならない。

ICU 内に設置すべきもの
1.　生体情報モニタ（内臓記憶媒体に長時間のデータが記憶できるもの）
2.　救急蘇生装置（気管挿管器具、気管切開器具、用手人工呼吸バッグなど）
3.　人工呼吸器
4.　除細動器
5.　体外式ペースメーカ
6.　シリンジポンプ
7.　輸液ポンプ
8.　心電計
9.　ポータブル X 線撮影装置
10.　小外科手術器具（静脈切開、胸腔・腹腔穿刺など）
11.　気管支鏡
12.　間欠的空気圧迫式マッサージ装置（深部静脈血栓症予防）
13.　体温調整装置
ICU 内設置が推奨されるもの
1.　血液ガス分析装置
2.　血液浄化装置
3.　心拍出量計
4.　混合静脈血酸素飽和度モニタ
5.　脳波計
6.　体重計
7.　超音波診断装置

［正解　3］

＜文　献＞
小野哲章ほか　編：臨床工学技士標準テキスト 第2版．金原出版．2012．P630

◆過去５年間に出題された関連問題

該当なし

［２７回－午前－問題２２］ 手術部位感染症の予防対策で**ない**のはどれか。（臨床医学総論）

1. 除毛をする場合は直前に行う。
2. 手術前日に入浴する。
3. 外来の時点で禁煙を勧める。
4. 術前入院期間を短縮する。
5. 術中は低体温を維持する。

◆キーワード

SSI（Surgical Site Infection：手術部位感染）

◆解　説

手術部位感染（SSI）とは、手術表層切開部位の創感染だけでなく、手術操作の加わった深部臓器及び体腔を含む手術後に発生した感染症を指す。近年、多剤耐性菌や真菌などの検出が増えてきている。SSIを引き起こす微生物の主要な病原巣は、患者自身の内因性細菌叢である。しかし、手術室環境、医療従事者、あるいは離れた感染病巣から伝播されて、SSIの原因菌になることもある。

1. 手術前日の手術部位の除毛はSSIの危険性を有意に増加させるため直前に行うのが良いとされている。
2. シャワーや入浴は、患者の皮膚の細菌コロニーを減少させる。
3. 喫煙（ニコチン摂取）をすると創の一次治癒が遅れるため危険因子となる。
4. 患者の術前入院期間が長いのは、病気の重症度と合併症のために術前に治療が必要な事を示している。
5. 手術患者における低体温とは深部温で36℃以下と定義される。低体温による血管収縮、創部への酸素供給の低下と引き続き起こる白血球などの食細胞の機能障害などでSSIの危険が増加する。

［正解　5］

＜文　献＞

Guideline for Prevention of Surgical Site Infection 1999
北大病院感染対策マニュアル 第5版 3-4. 手術部位感染防止予防策. P1

◆過去５年間に出題された関連問題

［２３回－午前－問題２１］

［２７回ー午前ー問題２３］ 医療事故について正しいのはどれか。（臨床医学総論）

a. 医療過誤は医療機関・医療従事者の過失による。

b. 臨床工学技士が医療過誤責任を問われることはない。

c. 医療機器の不適切な使用による健康被害は製造物責任（PL）となる。

d. 医療機器の欠陥の有無にかかわらず健康被害が発生すれば製造物責任（PL）が生じる。

e. リスクマネージメントは医療事故を未然に防ぐことを目的とする。

1. a、b　2. a、e　3. b、c　4. c、d　5. d、e

◆キーワード

医療過誤　製造物責任（PL）　リスクマネージメント

◆解　説

医療事故とは、医療に関わる場所で医療の全過程において発生するすべての人身事故で、以下の場合を含む。なお、医療従事者の過誤、過失の有無を問わない。

・死亡、生命の危険、病状の悪化等の身体的被害及び苦痛、不安等の精神的被害が生じた場合。

・患者が廊下で転倒し負傷した事例のように、医療行為とは直接関係しない場合。

・患者についてだけでなく、注射針の誤刺のように医療従事者に被害が生じた場合。

a. 医療過誤とは、医療従事者が治療を行うにあたって当然必要とされる注意を怠ったため患者に損害を与えること。

b. 以前の医療過誤は監督責任を有する医師の責任とする立場が多かったが、近年の判例では医療職にも独立の責任もしくは医師との共同責任を認める傾向が出てきている。

c. ユーザーの誤使用によって事故が起きた場合、製造責任（PL）は発生しない。

d. PL 法とは製造物の欠陥によって他人に生命、身体、財産を侵害したものが負う責任のことを言う。

e. 偶発的または人為的なリスクの発生を防止し、あるいは発生した場合の損失を最小化するべく組織的に管理することである。

［正解　2］

＜文　献＞

生駒俊和ほか　編：臨床工学講座　関係法規．医歯薬出版．2013．P87～P97

厚生労働省　リスクマネージメントマニュアル作成指針

◆過去５年間に出題された関連問題

該当なし

[２７回－午前－問題２４]　ビタミンとその欠乏症との組合せで正しいのはどれか。（臨床医学総論）

a. ビタミンA ―――― 出血傾向

b. ビタミンB_6 ―――― 末梢神経障害

c. ビタミンC ―――― 壊血病

d. ビタミンD ―――― くる病

e. ビタミンK ―――― 夜盲症

1. a、b、c　　2. a、b、e　　3. a、d、e　　4. b、c、d　　5. c、d、e

◆キーワード

ビタミン欠乏症

◆解　説

ビタミンはエネルギー源や耐光性成分になりえないが、生理作用上不可欠な物質で、水溶性ビタミン（B_1, B_2, B_{12}, C, 葉酸）と脂溶性ビタミン（A, D, E, K）がある。水溶性ビタミンの多くは体内で補酵素に変換され、機能を発揮する。また、水に溶けるため欠乏症はあるが、過剰症はほとんど無い。

脂溶性ビタミンはそれぞれ特異的な作用を持ち、水溶性とは違い欠乏症・過剰症にも配慮が必要である。

1. ビタミンA：カロテン等が体内に摂取され、ビタミンAとなり肝臓で蓄積される。ビタミンA（レチノール）は視覚に関与する。欠乏すると夜盲症、角膜・粘膜・表皮の乾燥を伴う。
2. ビタミンB_6：普通の食事に含まれているもので、通常の食生活で欠乏する事は少ない。薬剤投与等で補酵素となり欠乏してしまう事がある。欠乏症としては、皮膚炎・末梢神経障害がある。
3. ビタミンC：強い還元作用があり、酸化還元反応に関与する。欠乏すると、血管の主要成分の一つであるコラーゲンの合成ができなくなり、血管がもろくなり、出血しやすくなる。欠乏すると壊血病（出血、歯のぐらつき、歯肉炎）
4. ビタミンD：主に食物からが供給源となる（動物性食品）。鯖・鰯のどの魚類に多く含まれる。体内に摂取されたビタミンDは、このままでは活性をもたず、肝臓・腎臓に運ばれ、最終的に活性型ビタミンDに変換される。体内合成・摂取されたビタミンDはそれだけでは意味をなさず、肝臓・腎臓で合成される事を確認する必要がある。また、前駆物質（7-デヒドロコレステロール）に紫外線をあてることでビタミンDに変化する事が知られている。欠乏症は、くる病・骨軟化症がある。過剰症は、カルシウム沈着がある。
5. ビタミンK：プロトロンビンなどの血液凝固因子の形成や骨タンパクの生成に関与する。ビタミンKは腸内細菌による合成も行われるので、欠乏症は現れにくい。しかし、新生児等の腸内が未熟・腸内細菌の減少により欠乏症が生じる事がある。ワルファリンは上記作用を使い、抗凝固薬として使用されている。欠乏症は、血液凝固障害、出血傾向がある。

［正解　4］

＜文　献＞

篠原一彦ほか　編：臨床工学講座　臨床医学総論．医歯薬出版．2012．P155

◆過去５年間に出題された関連問題

［２４回－午後－問題２］　［２５回－午後－問題２４］

［２７回－午前－問題２５］ 単位について正しいのはどれか。（生体計測装置学）

a. SI単位系では4つの基本単位が定められている。

b. radは無次元の単位である。

c. Hzは組立単位である。

d. 1Fは1C/Vである。

e. 接頭語 f（フェムト）は10^{-18}を表す。

1. a、b、c　　2. a、b、e　　3. a、d、e　　4. b、c、d　　5. c、d、e

◆キーワード

SI（国際単位系）　SI 接頭語

◆解　説

SI（国際単位系）においては、あらゆる単位は、質量[kg]、長さ[m]、時間[s]、電流[A]、熱力学温度[K]、物質量[mol]、光度[cd]の７つの基本単位ならびに、10 の累乗を意味する接頭辞を組み合わせて表現される。

a. ７つの基本単位を組み合わせて単位を表現する。

b. 弧度法では、半径と等しい長さの円周に対する円周角を 1[rad]と定義する。
したがって、(角度 [rad]) ＝ (円周 [m]) ÷ (半径 [m]) となり、無次元の単位となる。

c. Hz は周期[s]の逆数であり、[s^{-1}]の次元をもつ組立単位である。

d. コンデンサに蓄えられる電気量について、(電気量[C]) ＝ (電気容量[F]) × (電圧[V]) の関係があることより、[F] は [C/V] の次元をもつことがわかる。

e. f（フェムト）は 10^{-15} を表す接頭辞。なお、10^{-18} を表す接頭辞は a（アト）である。

［正解　4］

＜文　献＞

石原　謙　編：臨床工学講座　生体計測装置学．医歯薬出版．2010．P1～P7
小野哲章ほか　編：臨床工学技士標準テキスト．金原出版．2002．P423
見目恭一　編：臨床工学技士　イエロー・ノート．メジカルビュー社．2013．P231～P232

◆過去５年間に出題された関連問題

［２２回－午後－問題２５］　［２３回－午前－問題２６］　［２４回－午前－問題２６］
［２５回－午後－問題２５］

［２７回－午前－問題２６］ 信号処理について正しい組合せはどれか。 (生体計測装置学)

1. 周波数解析 ――――― フーリエ変換
2. SN比改善 ――――― スプライン補間
3. 信号平滑化 ――――― 微分演算
4. 輪郭強調 ――――― 積分演算
5. 面積計算 ――――― サブトラクション

◆キーワード

信号処理　画像処理

◆解　説

信号処理技術および画像処理技術に関する出題である。

1. フーリエ変換は信号の周波数成分のパワースペクトルを抽出する演算である。
2. 画像のSN比を改善する際、2枚の画像の差分を抽出するサブトラクションが用いられる。
3. 離散的な点を繋ぎ合わせる処理を補間という。スプライン補間は、滑らかな補間曲線が得られるため、信号平滑化に用いることができる。
4. 微分は変化率を求める演算である。画像においては物体の輪郭部分において値の変化率が大きいため、画像を微分処理すると、変化率の大きな輪郭部分が高信号となる。
5. 積分することで領域の面積を算出できる。

［正解　1］

<文　献>

石原　謙　編：臨床工学講座　生体計測装置学．医歯薬出版．2010．P36～P38
見目恭一　編：臨床工学技士　イエロー・ノート．メジカルビュー社．2013．P231

◆過去５年間に出題された関連問題

［２３回－午後－問題２９］

［２７回－午前－問題２７］ 図は標準紙送り速度での心電図波形である。測定感度は標準感度の何倍か。（生体計測装置学）

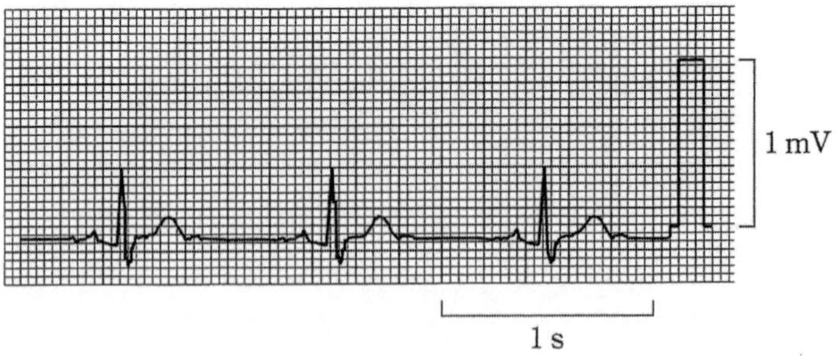

1. $\frac{1}{4}$
2. $\frac{1}{2}$
3. 1
4. 2
5. 4

◆キーワード

心電計　標準感度

◆解　説

設問の図では、1mV の較正波形が 20mm の高さで記録されているため、感度は 20mm/mV である。心電計の**標準感度は 10mm/mV** であるので、設問の図は標準感度の２倍で記録されていることがわかる。

［正解　4］

<文　献>

石原　謙　編：臨床工学講座　生体計測装置学．医歯薬出版．2010．P53
見目恭一　編：臨床工学技士　イエロー・ノート．メジカルビュー社．2013．P255

◆過去５年間に出題された関連問題

該当なし

［２７回－午前－問題２８］ 筋電計について適切な組合せはどれか。（生体計測装置学）

1. 周波数特性 ―――――― 5Hz～10kHz
2. 時定数 ―――――――― 0.3s
3. 最大感度 ――――――― 10mV/DIV
4. CMRR ――――――――― 20dB
5. 入力インピーダンス ―― 1MΩ

◆キーワード

筋電計

◆解　説

筋電計の規格に関する出題である。筋電計の性能に関する規格（JIS T 1150）は2006年に廃止されたため、廃止時の規格に基づく解説を以下に記す。なお、JIS T 0601-2-40：2005 筋電計および誘発反応機器の安全に関する個別要求事項は2014年現在も廃止されずに残っている。

1. 周波数特性は5Hz～10kHz
2. 時定数は0.03s以上
3. 最大感度は10μV/cm（10μV/DIV）以上
4. CMRRは60dB以上
5. 入力インピーダンスは10MΩ以上

［正解　1］

＜文　献＞

石原　謙　編：臨床工学講座　生体計測装置学．医歯薬出版．2010．P97～P102

日本生体医工学会ME技術教育委員会　監：MEの基礎知識と安全管理 改訂第6版．南江堂．2014．P166～P169

見目恭一　編：臨床工学技士　イエロー・ノート．メジカルビュー社．2013．P265～P266

◆過去５年間に出題された関連問題

［２４回－午後－問題２７］

［２７回－午前－問題２９］ インピーダンス式呼吸モニタについて**誤っている**のはどれか。（生体計測装置学）

1. 数十kHzの交流信号を用いる。
2. 患者監視装置において呼吸数をモニタする。
3. 胸部体表面に貼った電極間の電気インピーダンスを計測する。
4. 吸気時には電気インピーダンスが減少する。
5. 呼吸モニタ用電極は心電図モニタ用電極と兼用できる。

◆キーワード

インピーダンスニューモグラフィ

◆解　説

インピーダンス式呼吸モニタ（インピーダンスニューモグラフィ）は、体表面の電極間のインピーダンス変化を連続的に計測することで、呼吸数や換気量の大まかな変動をモニタリングする、プレチスモグラフィの一種である。空気は細胞と比較してインピーダンスが高く、吸気時は肺内の空気が増加するため、電極間インピーダンスは増加する。逆に、呼気時は肺内の空気が減少するため、電極間インピーダンスが減少する。

1. 患者測定電流は20～100kHz、100 μA 以下の交流が用いられている。
2. 換気量の正確な計測は難しいが、呼吸数や換気量の大まかな変動をモニタリングすることができる。
3. 心電図モニタ用の電極を胸部体表面に貼り、電極間のインピーダンスを計測する。
4. 呼気時には肺内の空気が増加するため、胸郭のインピーダンスは増加する。
5. 心電図モニタ用電極と兼用し、心電図と呼吸を同時に計測することが可能である。

［正解　4］

<文　献>

山越　憲一ほか　著：生体用センサと計測装置．コロナ社．2000．P108～P109
見目　恭一　編：臨床工学技士　イエロー・ノート．メジカルビュー社．2013．P294

◆過去５年間に出題された関連問題

該当なし

［２７回－午前－問題３０］ 経皮的血液ガス分析について正しいのはどれか。（生体計測装置学）

1. 侵襲的な計測方法である。
2. 計測のために角質層を除去する。
3. 計測には脈波信号が必要である。
4. 皮下の血流増加のために加温する。
5. 赤外線の吸収を計測している。

◆キーワード

経皮的血液ガス分析　侵襲的　脈波信号　加温　赤外線

◆解　説

動脈血を採取せずに、皮膚に電極を装着するだけで（即ち、経皮的に）、O_2分圧やCO_2分圧が測定可能である。電極としては、クラーク電極を応用したPtc O_2経皮的電極や、セバリングハウス電極を利用したPtc CO_2経皮的電極を用いる。PO_2電極には加温用ヒータが内蔵されており、皮膚を 42～44℃に加温することで、皮下の細動脈の血流を増加させる必要がある。このため、長時間装着すると低温火傷の恐れが生じるため、２～３時間おきに電極装着位置をずらす必要がある。

1. 動脈血の採取なしに測定可能なため、非侵襲的である。ただし、長時間装着すると低温火傷の原因となるため、使用上の注意は必要である。
2. 角質層は除去しない。ただし、成人では角質層が厚く、O_2の拡散が十分でないため、主に新生児用として用いられている。
3. 脈波信号が必要なのはパルスオキシメータである。
4. 42～44℃に加温する。
5. 電極を使用する。

［正解　4］

＜文　献＞
石原　謙　編：臨床工学講座　生体計測装置学．医歯薬出版．2013．P172
小野哲章ほか　編：臨床工学技士標準テキスト 第２版．金原出版．2012．P453

◆過去５年間に出題された関連問題

［２２回－午後－問題２９］　［２５回－午後－問題２９］　［２６回－午後－問題３０］

［２７回－午前－問題３１］ 超音波を用いた画像計測について正しいのはどれか。（生体計測装置学）

1. リアルタイムでの撮影ができない。
2. 100kHz～1MHzの周波数を使用する。
3. Bモードを使用して臓器の形状を撮影する。
4. 血流速の画像化にはAモードを使用する。
5. 臓器での音波の透過を撮影する。

◆キーワード

超音波　リアルタイム　Bモード　Aモード

◆解　説

20kHz 以上の周波数で人間の耳に聞こえない音を超音波といい、部位と用途にもよるが医療用としては１MHｚ～30MHz 程度の高周波が使用される。周波数が高いほど空間分解能は向上するが、超音波ビームの経路上に存在する組織によって生じる指数関数的減衰（ほぼ周波数に比例）により深部における描出能が低下し、空間分解能と深達性は互いにトレードオフの関係になる。超音波プローブにより一定方向の超音波ビームを送信し、生体内組織の音響インピーダンス（$Z=\rho c$；ρは密度、c は音速）の差によって生じる反射超音波をエコー信号として受信することが画像計測の基本原理である。ここで、縦軸を信号の振幅（amplitude）、横軸をプローブからの距離に対応する時間にとって表示する手法をＡモードという。超音波ビームを電子的に走査して断層像を表示するのがＢモードで、Ｂは輝度（brightness）の意味である。また、血流速はドプラ（Doppler）効果を使用して測定する（ドプラモード）。非侵襲性、軽量コンパクト性に加えてリアルタイム性が超音波画像診断装置の主要な特徴であり、心臓のようなダイナミックな動きをリアルタイムに表示可能である。

1. リアルタイム（実時間）性は最重要な特徴である。
2. 通常、周波数はおよそ～3.5MHz（腹部・心臓）、～8MHz（頸動脈・乳房などの表在性組織）が一般的である。
4. Ａモードではなく、ドプラモードを使用する。
5. 透過ではなく、音響インピーダンスの差による反射（エコー信号）を画像化している。

［正解　３］

＜文　献＞
石原　謙　編：臨床工学講座　生体計測装置学．医歯薬出版．2013．P200
小野哲章ほか　編：臨床工学技士標準テキスト 第２版．金原出版．2012．P458

◆過去５年間に出題された関連問題

［２４回－午後－問題３０］　［２５回－午後－問題３０］　［２６回－午後－問題３１］

［２７回－午前－問題３２］ ラジオアイソトープ（RI）を用いた医用画像について**誤っている**のはどれか。（生体計測装置学）

1. 体内から放射されるガンマ線を測定する。
2. ガンマカメラの画像は断層像である。
3. PETの撮像可能時間はRIの半減期で決められる。
4. PETでは腫瘍の撮影が可能である。
5. SPECTでは脳血流量の撮影が可能である。

◆キーワード

ラジオアイソトープ（RI）　ガンマ線　半減期　ガンマカメラ　PET　SPECT　脳血流量

◆解　説

RI（放射性同位元素）で標識した放射性医薬品を生体に投与し、体外に放出されるガンマ線を検出して RI の体内分布を画像化する装置が核医学画像診断装置である。RI の体内分布を二次元投影像として画像化するのがアンガーによって開発されたガンマカメラである。X 線診断装置が深さ方向にオーバラップのある投影画像から CT 画像（コンピュータ断層像）に進化したように、多方向の投影データから再構成演算により RI の分布を断層像として再構成するのが、ECT（emission CT）装置である。ECT 装置には、ガンマカメラを CT 化した SPECT（Single Photon ECT）、および陽電子放出核種による２個の消滅ガンマ線を同時検出する PET（Positron Emission Tomography）がある。PET で使用される RI の半減期は SPECT 用の RI に比べて非常に短く、癌の診断に使用される ^{18}F-FDG（フルオロデオキシグルコース）の ^{18}F では 110 分である。X 線 CT が主として形態情報を与えるに対して、RI 画像の最大の特徴は機能情報の描出である。

1. ガンマカメラおよび SPECT では RI から放出されるガンマ線を、PET では RI から放出される陽電子が周囲の電子と相互作用して対消滅する時に放出する２個のガンマ線（ほぼ 180°正反対方向に放出）を同時計測する。
2. 断層像ではなく、オーバラップした投影像である。
3. 半減期は撮像時間決定因子になる。半減期を $T_{1/2}$ とすると、時間 T と共にガンマ線の強度は $(1/2)^N$ $(N=T/T_{1/2})$ と指数関数的に減衰する。
4. 腫瘍組織による糖代謝亢進に基づき、^{18}F-FDG-PET による腫瘍診断が可能である。
5. 脳血流量分布は SPECT で得られる重要な機能情報である。

［正解　2］

<文　献>
石原　謙　編：臨床工学講座　生体計測装置学．医歯薬出版．2013．P243
小野哲章ほか　編：臨床工学技士標準テキスト 第２版．金原出版．2012．P463

◆過去５年間に出題された関連問題

［２２回－午後－問題３０］　［２５回－午後－問題３１］　［２６回－午前－問題３２］

［２７回－午前－問題３３］ 治療機器と利用している作用エネルギーとの組合せで正しいのはどれか。（医用治療機器学）

a. 低周波治療器 ―――― 音 波
b. ESWL ――――― 電磁波
c. 光線治療器 ―――― 光
d. 冷凍手術器 ―――― 熱
e. IABP ――――― 圧 力

1. a、b、c　2. a、b、e　3. a、d、e　4. b、c、d　5. c、d、e

◆キーワード

低周波治療器　ESWL　光線治療器　冷凍手術器　IABP

◆解 説

治療機器がどのようなエネルギーを利用するかを問う問題である。エネルギーの種類は、電磁波（低周波や高周波、光など）、熱（低温、高温など）、音波（超音波など）、放射線（電子線、陽子線など）、機械力（動圧、静圧など）である。このような物理エネルギーは広く治療機器に利用されている。

a. 電気刺激などに用いる低周波治療器は低周波を使用し、その作用エネルギーは電磁波である。
b. ESWL（体外衝撃波結石破砕術）に用いられる作用エネルギーは、衝撃波である。
c. 赤外線などを照射して温熱効果を期待する光線治療器は、電磁波である光を照射して神経痛や筋肉痛を緩和する。
d. 患部を凍結する冷凍手術器は、低温で悪性腫瘍などの細胞を破壊する。
e. IABP（大動脈バルーンパンピング）では、下行大動脈にバルーンを留置する。バルーン内にヘリウムガスを出し入れすることで大動脈内に圧力が加わり、循環を補助する。

［正解 5］

＜文 献＞

小野哲章 編：臨床工学技士標準テキスト 第２版．2012．P379
篠原一彦 編：臨床工学講座 医用治療機器学．医歯薬出版．2014．P1～P4

◆過去５年間に出題された関連問題

［２２回－午前－問題３３］　［２４回－午前－問題３３］　［２５回－午前－問題３３］

［２７回－午前－問題３４］ マイクロ波メスについて正しいのはどれか。 (医用治療機器学)

a. 2.45GHzの周波数が使用される。

b. 対極板は不要である。

c. 出力エネルギーは組織の水分に吸収される。

d. 組織の比誘電率が大きいほど波長が長くなる。

e. 組織の凝固範囲は電極の形状で変化しない。

1. a、b、c　2. a、b、e　3. a、d、e　4. b、c、d　5. c、d、e

◆キーワード

マイクロ波メス　周波数　誘電熱

◆解　説

マイクロ波メスは、組織内に発生する誘電熱によって凝固、止血、切除を行う装置である。

a. マイクロ波（極超短波）の周波数帯は 300MHz～30GHz であるが、医療機器分野で使用する周波数は、2450MHz（2.45GHz）である。

b. 対極板が必要な機器は電気メスである。

c. マイクロ波メスの出力エネルギーは水分に吸収される。マイクロ波が水分子の極性を変化させることで誘電熱を発生する。

d. 組織の比誘電率は波長に反比例するため、比誘電率が大きいほど波長は短くなる。

$\lambda = C / (f \times \sqrt{\varepsilon_r})$　生体組織における波長

C：光速，　f：周波数，　ε_r：比誘電率

e. 電極の形状はニードル型、ヘラ型、ボール型、フック型などがあり、凝固範囲は電極の形状により変化する。

［正解　1］

＜文　献＞

小野哲章　編：臨床工学技士標準テキスト 第２版. 2012. P387

篠原一彦　編：臨床工学講座　医用治療機器学. 医歯薬出版. 2014. P81～P87

◆過去５年間に出題された関連問題

［２２回－午後－問題３４］　［２３回－午前－問題３５］　［２４回－午後－問題３３］

［２７回－午前－問題３５］ 除細動器について正しいのはどれか。（医用治療機器学）

a. AEDは院外環境で許可を受けた者が使用する。

b. AEDの放電パルスは単相性波形が用いられる。

c. 心室細動に対する除細動ではR波の同期が必要である。

d. 開胸下での通電出力は体外通電時の1/10程度に設定する。

e. ICD植込み時には心室細動を発生させて除細動できることを確認する。

1. a、b　　2. a、e　　3. b、c　　4. c、d　　5. d、e

◆キーワード

除細動器　AED　ICD　心室細動　心房細動　R 波同期

◆解　説

除細動器の種類は、手動式除細動器、自動体外式除細動器（AED）、植込み型除細動器（ICD）がある。手動式除細動器は医療従事者が院内で使用するが、AED は非医療従事者が使用できる除細動器として公共の場に広く設置されている。ICD は体内に埋め込む除細動器として使用される。

a. AED は特別な許可がなくとも一般市民が使用することができる。使用者は、電源を入れ電極を胸部に貼りつけ、ガイダンスに従って手順を進行する。心電図解析はAED が自動的に行うため、除細動の必要な場合はガイダンスに従って通電ボタンを押す。

b. AED の放電パルスは、二相性（バイフェージック）波形が採用されている。

c. 心室細動ではR波が検出されずR波の同期を行うことができないため、除細動器から通電されない。

d. 開胸下では体内直接通電用の電極を用い、出力エネルギーは 20～60J 程度となる。体外通電時には 150～360J 程度となる。

e. 心室細動が発生した際に除細動ができないことを防止するために必要なことである。

［正解　5］

<文　献>

小野哲章　編：臨床工学技士標準テキスト 第２版．金原出版．2012．P388

篠原一彦　編：臨床工学講座　医用治療機器学．医歯薬出版．2014．P29～P45

◆過去５年間に出題された関連問題

［２２回－午前－問題３３］　［２２回－午後－問題３３］　［２４回－午前－問題３５］

［２５回－午後－問題３３］

［２７回－午前－問題３６］ ESWLの衝撃波の発生方式で**誤っている**のはどれか。（医用治療機器学）

a. 電極放電式
b. 電磁振動方式
c. 熱電子放射式
d. 光励起方式
e. 圧電方式

1. a、b　2. a、e　3. b、c　4. c、d　5. d、e

◆キーワード

ESWL　衝撃波　放電方式

◆解　説

ESWL（体外衝撃波結石破砕術）は、体外に設置した衝撃波発生装置から衝撃波を発生させる装置である。衝撃波は結石がある体内の１点に収束され結石が破砕される。衝撃波の発生方式は電極放電式、圧電（放電）式、電磁振動方式がある。

a. 電極放電式は水中放電式とも言い、水中の電極に高電圧をかけると放電が起こり周囲の水が瞬間的に沸騰し体積が急激に膨張するので衝撃波が生じる。この衝撃波を回転楕円体反射鏡で体内の１点に収束させて結石を破砕する。
b. 磁振動方式はコイルと金属板を設置し、コイルに大電流パルスを流すと金属板に渦電流パルスが発生する。その後磁気が発生し、コイルの作る磁気と反発しあって金属板がパルス状に振動し衝撃波を発生する。衝撃波は音響レンズを通過し体内の結石に収束される。
c. 熱電子放射式による衝撃波発生方式はない。
d. 光励起方式による衝撃波発生方式はない。
e. 圧電（放電）方式は、球面体の内側に圧電素子を配列し、これにパルス電圧をかけることによって圧電素子よりパルス超音波を発生させ、これを結石に収束させることで結石を破砕する。

［正解　4］

＜文　献＞

小野哲章　編：臨床工学技士標準テキスト 第２版．金原出版．2012．P397～P398
篠原一彦　編：臨床工学講座　医用治療機器学．医歯薬出版．2014．P173～P181

◆過去５年間に出題された関連問題

［２４回－午前－問題３６］　［２５回－午前－問題３５］　［２６回－午後－問題３５］

［27回－午前－問題37］ 心・血管系インターベンション治療について**誤っている**のはどれか。（医用治療機器学）

a. PCIはガイドワイヤを用いずに施行する。
b. PCIではステントを用いることで再閉塞が減少する。
c. 大動脈ステントグラフトは大動脈瘤の治療に用いる。
d. 回転性アテレクトミーはロータブレータを用いる。
e. 薬剤溶出性ステントは血栓性閉塞を予防する目的で用いる。

1. a、b　2. a、e　3. b、c　4. c、d　5. d、e

◆キーワード

PCI　ステント　ロータブレータ

◆解　説

本来であれば外科的手術が必要な疾患に対して、経皮的にカテーテルを血管内に挿入して治療を実施することを心・血管系インターベンション治療法という。特に冠動脈の閉塞性疾患に対しての実施が多い。

a. PCI では、先にガイドワイヤと呼ばれる細いワイヤを狭窄部まで挿入する。ガイドワイヤに沿って拡張用のバルーンやステントなどのデバイスが送られる。
b. バルーンのみの狭窄部の拡張は、再狭窄を起こしやすいが、ステントを用いた狭窄部の拡張は血管の拡張を維持できるため再狭窄は減少する。
c. 大動脈瘤に対してステントグラフトが用いられる。
d. 回転性アテレクトミーは、高速回転するロータブレータを用いて狭窄部の内側を粉砕する。
e. 薬剤溶出性ステントは冠動脈ステント内の過剰な新生内膜の形成を抑制し拡張部位の再狭窄を防止する。

［正解　2］

＜文　献＞

小野哲章　編：臨床工学技士標準テキスト 第2版．金原出版．2012．P398～P401
篠原一彦　編：臨床工学講座　医用治療機器学．医歯薬出版．2014．P203～P210

◆過去5年間に出題された関連問題

［22回－午後－問題35］　［26回－午前－問題35］

［２７回－午前－問題３８］ レーザ治療装置について正しいのはどれか。（医用治療機器学）

a. ArFエキシマレーザは視力矯正に使用される。

b. CO_2レーザは網膜剥離に使用される。

c. Er:YAGレーザはあざ治療に使用される。

d. Nd:YAGレーザは内視鏡下で組織の凝固に使用される。

e. Ho:YAGレーザは関節鏡視下手術に使用される。

1. a、b、c　2. a、b、e　3. a、d、e　4. b、c、d　5. c、d、e

◆キーワード

レーザ治療　網膜剥離　あざ治療　関節鏡視下手術

◆解　説

レーザ手術装置はレーザ光の特性を利用して生体組織に照射し、組織の蒸散、凝固・止血を行うために用いる装置である。レーザの適応となる疾患は様々で眼科領域、泌尿器科領域、歯科領域、皮膚科領域など多岐にわたる。

a. ArF エキシマレーザは角膜切除術や角膜形成術に用いられ視力矯正が可能となる。

b. CO_2 レーザは切開を得意とするレーザであり、網膜剥離の治療には Nd:YAG レーザ（高調波）が用いられる。

c. Er:YAG レーザは歯科治療に用いられ、う蝕除去や色素沈着除去が主な適応となる。あざ治療にはルビーレーザが用いられる。

d. Nd:YAG レーザは凝固作用が強いのが特徴で、内視鏡下だけでなく外科的手術の際にも用いられる。

e. Ho:YAG レーザは関節鏡視下手術、硬組織切開、副鼻腔手術、尿路結石破砕、前立腺肥大症等に適応となる。

［正解　3］

<文　献>

小野哲章　編：臨床工学技士標準テキスト 第２版．金原出版．2012．P404～P409

篠原一彦　編：臨床工学講座　医用治療機器学．医歯薬出版．2014．P89～P126

◆過去５年間に出題された関連問題

［２２回－午前－問題３６］　［２３回－午前－問題３７］　［２３回－午後－問題３５］

［２４回－午前－問題３７］　［２５回－午前－問題３６］　［２５回－午後－問題３６］

［２６回－午後－問題３６］

[２７回－午前－問題３９]　臨床工学技士の業務で**ない**のはどれか。（医用機器安全管理学）

1. 人工呼吸管理中の患者の挿管チューブからの喀痰吸引
2. IABP装置購入時のベンチテスト
3. 観血式動脈圧モニタ用の動脈針の穿刺
4. 血液浄化装置の回路先端部の内シャントからの抜去
5. 植込み型ペースメーカへのプログラミング用ヘッドの装着

◆キーワード

臨床工学技士基本業務指針2010

◆解　説

臨床工学技士基本業務指針2010には、医師の具体的な指示を受けなければならない法令上の特定の行為に該当するものと、一連の業務の各段階で医師の指示で行える業務が示されている。動脈留置カテーテルからの採血と、人工呼吸装置の使用時の吸引による喀痰等の除去が含まれている。

1. 人工呼吸管理中の患者の挿管チューブからの喀痰の吸引は、臨床工学技士の業務に含まれる。
2. 病院等の管理者は医療機器に係る安全対策を講じなければならないとされた。ベンチテストとは機器の性能を評価比較するテストのこと。
3. 動脈針の穿刺は医行為（医業）であり、臨床工学技士はできない。
4. 臨床工学技士法第２条第２項には、臨床工学技士が扱う生命維持管理装置の操作として、「生命維持管理装置の先端部の身体への接続又は身体からの除去であって政令で定めるものを含む」とある。政令第１条には、「血液浄化装置の穿刺針その他の先端部のシャントへの接続又はシャントからの除去」とある。
5. 臨床工学技士基本業務指針2010に、ペースメーカ接続用に身体に設置された電極への機器の接続又は電極からの除去、又はプログラミングヘッドの設置及び除去、とある。

［正解　3］

＜文　献＞
篠原一彦ほか　編：臨床工学講座　医用機器安全管理学．医歯薬出版．2013．P184
小野哲章ほか　編：臨床工学技士標準テキスト 第２版増補．金原出版．2014．P694

◆過去５年間に出題された関連問題

［２２回－午前－問題４５］　［２３回－午前－問題４５］　［２５回－午前－問題３８］

[２７回－午前－問題４０］ 患者測定電流はどれか。（医用機器安全管理学）

1. パルスオキシメータの赤色LEDの点灯電流
2. インピーダンス式呼吸モニタの電極間に流れる電流
3. 低周波治療器の2つの刺激電極間に流れるパルス電流
4. 心電計の胸部誘導電極から患者を介して大地に流れる電流
5. 双極式ペースメーカのカテーテル電極間に流れるパルス電流

◆キーワード

患者測定電流　患者漏れ電流

◆解　説

患者測定電流とは、同一機器の異なる装着部間で患者を介して流れる電流である。
ただし、検査や治療のために意図的に流す電流のうち、生理学的影響を与えるものは除く。

1. パルスオキシメータは、患者に電流を流すのでなく、２つの異なる波長の光の吸光度の違いを利用して測定を行っているので、患者測定電流ではない。
2. 患者に装着した 2 点間の電極間の電気抵抗を測定し、呼吸による胸郭の動きによる抵抗の変化を利用して呼吸数を測定しているのがインピーダンス式呼吸モニタである。抵抗を測定するためには電流を流す必要があり、これが患者測定電流である。
3. 治療を目的として生理学的影響を与えるものは患者機能電流と呼び、患者測定電流とは区別する。
4. 測定電極から患者を介して大地に流れる電流は「患者漏れ電流」である。
5. 治療を目的として生理学的影響を与えるものは患者機能電流と呼び、患者測定電流とは区別する。

［正解　2］

＜文　献＞

篠原一彦ほか　編：臨床工学講座　医用機器安全管理学．医歯薬出版．2013．P43

◆過去５年間に出題された関連問題

［２２回－午前－問題４１］　［２３回－午前－問題４２］　［２４回－午前－問題４０］
［２５回－午前－問題３９］

［２７回－午前－問題４１］ 図の記号がついた心電図モニタについて**誤っている**のはどれか。（医用機器安全管理学）

1. 胸部誘導の心電図をモニタすることができる。
2. ペーシング電極から心内心電図を誘導できる。
3. ICUのモニタとして望ましい心電図モニタである。
4. 外装漏れ電流（接触電流）は人工呼吸器と同じ程度でよい。
5. 除細動器を使用するときは誘導コードを外す必要がある。

◆キーワード

図記号　CF 形装着部

◆解　説

図は「耐除細動形の CF 形装着部」を意味している。従ってこの心電図モニタは、患者に誘導コードを装着したまま除細動を行っても、機器が除細動の電流に対して耐性を有しているので、機器を破損することはない。

1. CF 形装着部なので、通常の心電図モニタとして使用可能であり、通常の胸部誘導をモニタ可能である。
2. CF 形装着部なので、通常の心電図モニタとして使用可能であり、心内心電図の誘導も可能である。
3. ICU では緊急時に除細動を使用する可能性も大きく、モニタが耐除細動形であれば電極を患者装着部から外す手間などが省けるうえ、モニタしながらの除細動も可能となるので、この図の記号がついた心電図モニタを ICU に設置することが望ましいといえる。
4. 外装漏れ電流（接触電流）は B 形、BF 形、CF 形ともに正常状態は 100 μA、単一故障状態が 500 μA で同一となる。「耐除細動形の CF 形装着部」の機器も、接触電流は CF 形と同じであるので、人工呼吸器と同じ程度でも誤ってはいない。
5. この表示用記号がついていれば、この機器は「耐除細動形の CF 形装着部」を意味しているので、除細動を使用する時でも、必ずしも誘導コードを外さなければならないということはない。

［正解　5］

＜文　献＞
篠原一彦ほか　編：臨床工学講座　医用機器安全管理学．医歯薬出版．2013．P51

◆過去５年間に出題された関連問題

［２４回－午前－問題４０］　［２６回－午後－問題４０］

［２７回－午前－問題４２］ 接地漏れ電流を測定するとき、測定用器具(MD)は図に示すA～Eのどの間に入れればよいか。（医用機器安全管理学）

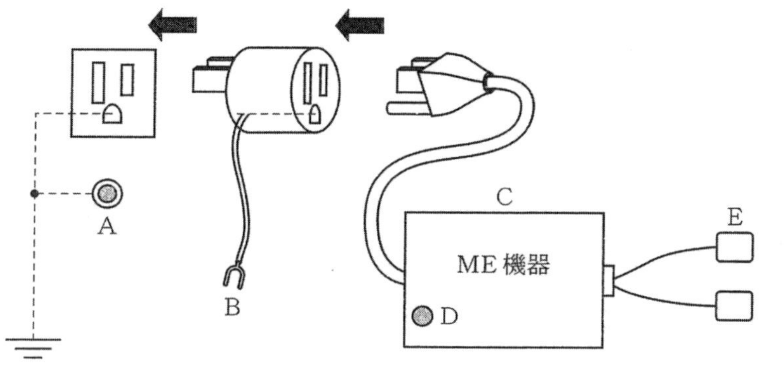

A：壁面接地端子

B：3P－2P変換アダプタの接地線

C：機器外装

D：機器の保護接地端子

E：刺激電極

1. A－B間
2. B－C間
3. C－D間
4. D－E間
5. E－A間

◆キーワード

漏れ電流　測定用器具（MD）

◆解　説

接地漏れ電流とは、機器の電源部から保護接地線を介して大地に流れる漏れ電流である。被測定医療機器の保護接地端子と壁面接地端子の間に測定用器具（MD）を挿入して測定する。

図では、被測定医療機器の保護接地端子は「B（3P－2P 変換アダプタの接地線）」につながっているので、測定用器具（MD）は「A（壁面接地端子）」とＢの間に挿入するべきである。

2. 機器の接地線と機器外装との間に流れる電流を測定する規定はない。
3. 機器外装と機器の保護接地端子との間に流れる電流は、接地漏れ電流ではない。
4. 機器の保護接地端子と刺激電極との間に流れる電流は、接地漏れ電流ではない。
5. 刺激電極と壁面接地端子との間に流れる電流は患者漏れ電流である。

［正解　1］

<文　献>

篠原一彦ほか　編：臨床工学講座　医用機器安全管理学．医歯薬出版．2013．P154

◆過去５年間に出題された関連問題

該当なし

［２７回－午前－問題４３］　ある機器のMTBFが180日、MTTRが10日であるとき、定常アベイラビリティはどれか。（医用機器安全管理学）

1. $\frac{1}{19}$

2. $\frac{1}{18}$

3. $\frac{1}{17}$

4. $\frac{17}{18}$

5. $\frac{18}{19}$

◆キーワード

定常アベイラビリティ　MTBF　MTTR

◆解　説

ある機器（システム）の修理にかかる時間の平均を、平均修理期間（MTTR : mean time to repair）といい、ある故障と次の故障の間の平均時間を、平均故障間隔（MTBF : mean time between failures）という。

機器（システム）は故障すると、その期間中は使用できなくなるので、機器（システム）が機能している時間との比を求めると、機器（システム）が使用できる確率が計算できる。

この比を定常アベイラビリティ（availability : A）という。

定常アベイラビリティＡは

$$A = \frac{\mathrm{MTBF}}{(\mathrm{MTBF}+\mathrm{MTTR})}$$

で与えられる。

設問では、MTBF が 180 日、MTTR が 10 日であるので、

$$A = \frac{180}{(180+10)}$$
$$= \frac{18}{19}$$

［正解　5］

＜文　献＞

小野哲章ほか　編 : 臨床工学技士標準テキスト 第２版増補. 金原出版. 2014. P490

◆過去５年間に出題された関連問題

［２２回－午前－問題４４］

［２７回－午前－問題４４］ 医療ガス配管設備について正しいのはどれか。（医用機器安全管理学）

1. シャットオフバルブは日常「開」の状態で使用される。
2. 酸素配管端末器での標準供給圧力は15MPa程度である。
3. 手術機器駆動用空気の配管端末器の識別色は黄色である。
4. 麻酔ガス排除用の配管端末器にはDISSコネクタが用いられる。
5. 治療用空気配管端末器での最大流量は標準状態で10L/minである。

◆キーワード

医療ガス配管設備

◆解　説

医療ガスとは医療用に供するガスのことで、酸素、亜酸化窒素、医療用圧縮空気、窒素などがある。これらの医療ガスは呼吸療法、麻酔や手術時などに用いられており、ガス性医薬品として薬事法に定義されている。

医療ガスは一般の医薬品と異なり、医療ガス配管設備や高圧ガス容器（ボンベ）を介して患者に投与されるため、使用方法や医療ガス設備の保守管理は的確に行わなければならない。

1. シャットオフバルブは、医療ガスの供給設備から配管端末機までの配管の途中に設けられる手動で開閉する弁（バルブ）のことで、緊急時、保守点検時または修理時などに送気配管の区画を分離するために設けられるものである。通常、「開」の状態で使用される。
2. 酸素配管端末器での標準供給圧力は、400±40kPa である。
3. 手術機器駆動用空気の配管端末器の識別色は褐色である。黄色の識別色は治療用空気である。
4. 使用済の麻酔ガスを屋外に放出する余剰麻酔ガス排除設備は「AGSS : anaesthefic gas scavenging system」と呼ばれる。脱着にはAGSS カプラ方式を用いる。
5. 治療用空気配管端末器での最大流量は標準状態で 60L/min である。

［正解　1］

<文　献>

篠原一彦ほか　編 : 臨床工学講座　医用機器安全管理学. 医歯薬出版. 2013. P88～P93

◆過去５年間に出題された関連問題

［２２回－午後－問題４３］　［２５回－午後－問題４４］　［２６回－午前－問題４２］

［27回－午前－問題45］ 表示光ならびに表示色の使用について正しいのはどれか。（医用機器安全管理学）

a. 電極外れのときに黄色のランプが点灯する。

b. 保護接地線の被覆が黒色である。

c. 特別非常電源コンセントの外郭が緑色である。

d. 除細動器の充電完了時に赤色のランプが点灯する。

e. 心室細動の発生時に心電図モニタの赤色のランプが点滅する。

1. a、b　2. a、e　3. b、c　4. c、d　5. d、e

◆キーワード

表示光　表示色

◆解　説

病院などでME機器に由来する事故を防ぐために医用電気機器の安全基準や病院電気設備の安全基準が設けられている。これらの安全基準の中で医用電気機器の表示光の色や保護接地線の被覆色、非常電源のコンセントの色や意味が定められている。

a. 操作者による速やかな対処が必要な表示色は黄色と定められている。

b. 保護接地線の被覆の色は緑と黄の縞模様と定められている。

c. 特別非常電源のコンセントの外郭は赤色と定められている。また特別・瞬時特別非常電源のコンセントでは近くにその旨を表示することとなっている。なお、UPS（交流無停電電源装置）では緑色も許容されている。

d. 使用の準備が完了したことを示す表示色は緑色と定められている。

e. 操作者による即時の対処が必要な表示色は赤色と定められており、点滅により注意を促している。

［正解　2］

＜文　献＞

小野哲章ほか　編：臨床工学技士標準テキスト 第2版. 金原出版. 2013. P473～P479

◆過去5年間に出題された関連問題

［23回－午前－問題41］　［23回－午後－問題40］

［２７回－午前－問題４６］ 1kVの電位差で0.5Jのエネルギーを蓄えるコンデンサの容量[μF]はどれか。（医用電気電子工学）

1. 50
2. 10
3. 5
4. 1
5. 0.5

◆キーワード

静電エネルギー

◆解　説

静電容量 C[F] のコンデンサの両端電圧 V[V] と保持する電荷 Q[C] の間には次の関係式がある。

$$Q = C \cdot V \qquad -- ①$$

また、両端電圧 V[V] と保持する電荷 Q[C]のコンデンサが蓄えるエネルギーWには、次の関係式がある。

$$W = \frac{1}{2} Q \cdot V \qquad -- ②$$

本問は上式を変形した上で、数値を代入して静電容量を求める問題である。

②式の Qに①式を代入して、

$$W = \frac{1}{2} Q \cdot V = \frac{1}{2} C \cdot V \cdot V = \frac{1}{2} C \cdot V^2$$

次に上式を変形して、

$$C = \frac{2 \cdot W}{V^2}$$

最後に接頭辞と指数部に注意して代入し算出する。(1 [kV] = 1000 [V])

$$C = \frac{2 \times 0.5}{1000^2} = 1 \times 10^{-6} = 1 \mu F$$

［正解　4］

＜文　献＞

小野哲章ほか　編：臨床工学技士標準テキスト 第２版．金原出版．2012．P125～P126

◆過去５年間に出題された関連問題

［２５回－午前－問題４７］　［２６回－午後－問題４７］

［２７回－午前－問題４７］ 巻数20のコイルに鎖交する磁束が、0.2sの間に等しい割合で1Wbから2Wbに変化するとき、コイルに誘起される起電力[V]はどれか。（医用電気電子工学）

1. 5
2. 10
3. 20
4. 50
5. 100

◆キーワード

ファラデーの電磁誘導の法則

◆解　説

ファラデーの電磁誘導の法則よれば、コイル（インダクタ）を貫く磁束（鎖交磁束）を ϕ（ファイ）とすると、１回巻きのコイルに発生する誘導起電力 U は ϕ の時間的変化に比例する次の式で表される。

$$U = -\frac{d\phi}{dt}$$

ここで、SI 単位系では磁束の単位は Wb（ウェーバー）である。またマイナス記号は、電磁誘導によって生じる起電力による電流が、元の磁束の変化を**妨げる方向**に磁束を発生させるレンツの法則を示している。

次に n 回巻きのコイルは１回巻きのコイルを密に n 個連ねたものと考えれば、発生する起電力は１回巻きで発生する誘導起電力の n 倍と考えられる。

$$U = n \cdot \left(-\frac{d\phi}{dt} \right)$$

このように誘導起電力の大きさは、磁束鎖交数（巻数 × 鎖交磁束）の時間的変化に比例する。

また磁束の変化 $\frac{d\phi}{dt}$ は、1 [Wb]から 2 [Wb]へ等しい割合で直線的に変化する事から

$\frac{\text{磁束変化量}}{\text{時間}}$ で求められる。

$$U = 20 \times \left(-\frac{2-1}{0.2} \right) = -100[\mathrm{V}]$$

誘導起電力の**大きさ**は 100[V]である。

［正解　5］

＜文　献＞

小野哲章ほか　編：臨床工学技士標準テキスト 第２版．金原出版．2012．P132～P133

◆過去５年間に出題された関連問題

［２６回－午前－問題４６］

［27回－午前－問題48］ R［Ω］の抵抗5個を図のように接続したとき、ab間の合成抵抗はRの何倍か。（医用電気電子工学）

1. 0.5
2. 0.75
3. 0.8
4. 1.0
5. 1.25

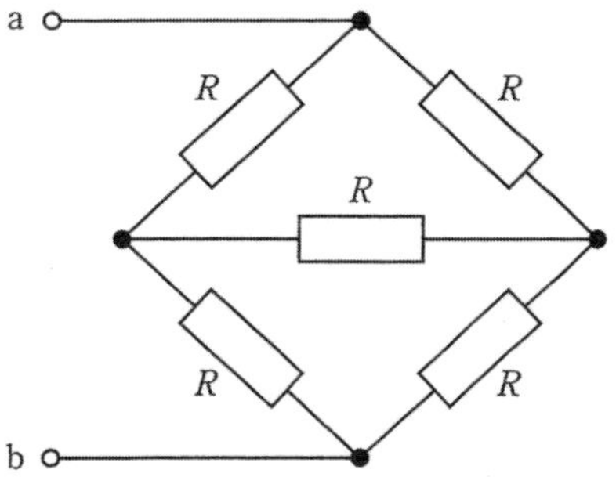

◆キーワード

ブリッジ回路　平衡条件　合成抵抗

◆解　説

一般に抵抗に電流が流れない条件は、抵抗の両端の電位差が無く、両端電圧が等しいことである。

いま R_1-R_3の直列接続回路に着目し、R_5に電流が流れないと仮定した時のP点の電圧 V_Pは、

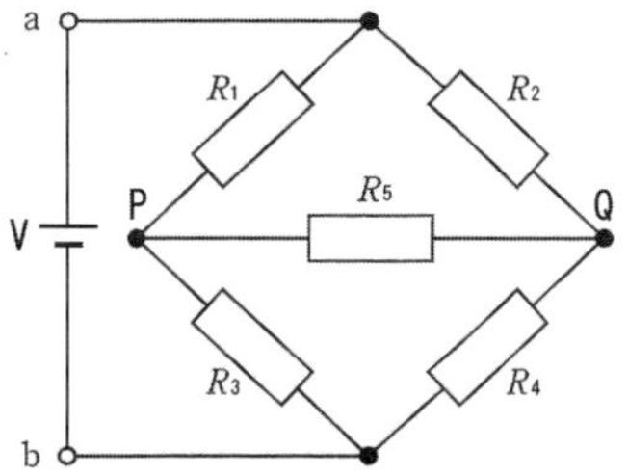

$$V_P = \frac{R_3}{R_1 + R_3}V$$

同様の条件で点 Qの電圧 V_Qは、

$$V_Q = \frac{R_4}{R_2 + R_4}V$$

ここで仮定より $V_P = V_Q$なので、

$$\frac{R_3}{R_1 + R_3}V = \frac{R_4}{R_2 + R_4}V$$

両辺の Vを消去して式を変形すると、

$$R_3 \cdot (R_2 + R_4) = R_4 \cdot (R_1 + R_3)$$ 変形して $$\frac{R_1}{R_2} = \frac{R_3}{R_4}$$ （ブリッジ回路の平衡条件式）

ここで問題の回路中の抵抗は全て Rなので、平衡条件式を満たし、R_5の位置の抵抗は無視できる。
よってR_1とR_3の直列接続回路とR_2とR_4の直列接続回路の並列接続と見なせる。R_1とR_3の合成抵抗をR_{13}、R_2とR_4の合成抵抗をR_{24}、R_{13}とR_{24} の合成抵抗をR_{All}とすると、

$$R_{13} = R + R = 2R、R_{24} = R + R = 2R、R_{All} = \frac{R_{13} \cdot R_{24}}{R_{13} + R_{24}} = \frac{2R \cdot 2R}{2R + 2R} = R$$ よって

$$\frac{R_{All}}{R} = \frac{R}{R} = 1.0$$ となる。

［正解　4］

＜文　献＞

小野哲章ほか　編：臨床工学技士標準テキスト 第2版. 金原出版. 2012. P138～P139

◆過去5年間に出題された関連問題

［23回－午前－問題49］　［24回－午後－問題48］　［26回－午前－問題47］
［26回－午後－問題50］

［２７回－午前－問題４９］　図の回路で、R_3で消費される電力が1Wであるとき、R_1で消費される電力[W]はどれか。ただし、$R_1=1\Omega$、$R_2=R_3=2\Omega$である。（医用電気電子工学）

1. 0.5
2. 1.0
3. 2.0
4. 4.0
5. 5.0

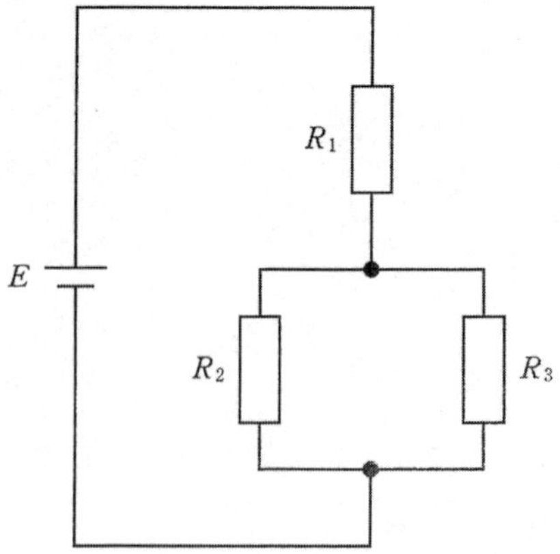

◆キーワード

合成抵抗　直列接続回路　並列接続回路

◆解　説

抵抗の消費電力 P[W]は、抵抗 R[Ω]、抵抗に流れる電流 I[A]、抵抗の両端電圧 V[V]とすると、

$$P = I^2 \cdot R = \frac{V^2}{R}$$

電流と電圧で共通なもの（共通項）を考えると、直列接続回路では電流、並列接続回路では両端電圧である。共通項を考慮して解法の方針を決めると、

① R_2とR_3共通の両端電圧 V_{R3}を消費電力の式から求める。

② R_2とR_3の合成抵抗 R_{23}を求める。

③ R_1と合成抵抗 R_{23}の直列接続回路を流れる共通電流 $I_{R23}(=I_{R1})$を求める。

④ R_1を流れる電流 I_{R1}を用いて R_1の消費電力 P_{R1}を求める。

実際に数値を代入して

① $P = \dfrac{{V_{R3}}^2}{R}$　より　${V_{R3}}^2 = P \cdot R = 1 \times 2 = 2$　よって　$V_{R3} = \sqrt{2}[\mathrm{V}]$

② $R_{23} = \dfrac{R_2 \cdot R_3}{R_2 + R_3} = \dfrac{2 \times 2}{2+2} = 1[\Omega]$

③ $I_{R23} = \dfrac{V_{R3}}{R_{23}} = \dfrac{\sqrt{2}}{1} = \sqrt{2}[\mathrm{A}]$

④ $P_{R1} = {I_{R1}}^2 \cdot R_1 = \left(\sqrt{2}\right)^2 \times 1 = 2[\mathrm{W}]$

［正解　3］

＜文　献＞

小野哲章ほか　編：臨床工学技士標準テキスト 第２版．金原出版．2012．P138～P139

◆過去５年間に出題された関連問題

［２２回－午後－問題４７］　［２３回－午前－問題４８］

[２７回ー午前ー問題５０] インダクタンス10mHに正弦波交流電流$2\sqrt{2}\sin(120\pi t)$[A]が流れている。

正しいのはどれか。（医用電気電子工学）

a. 電流の実効値は 2Aである。

b. 電流の周波数は 60Hzである。

c. インダクタンスの両端に発生する電圧の実効値は 20mVである。

d. インダクタンスの両端に発生する電圧は電流より位相が $\frac{\pi}{2}$ rad遅れる。

e. インダクタンスの消費電力は 0Wである。

1. a、b、c　　2. a、b、e　　3. a、d、e　　4. b、c、d　　5. c、d、e

◆キーワード

交流回路　正弦波交流　受動素子（R、L、C）の交流特性

◆解　説

交流回路を理解するためには、最も基本的な交流信号である正弦波交流と、正弦波交流を印加した際の受動素子（R、L、C）の性質について知っておく必要がある。

問題の正弦波交流電流の表現は瞬時値と呼ばれ、時刻 t[秒] 時点の sin 関数式で表される。

瞬時値表現 $A\sin(\omega t \pm \theta)$ （A：振幅または最大値、ω[rad/s]：角周波数、θ[rad]：位相 をそれぞれ表す）

a. 実効値とは交流を同能力の直流成分にみなした値であるが、正弦波においては最大値を$\sqrt{2}$ で除算した値となる。問題の電流実効値Iは、I=(最大値$2\sqrt{2}$)／$\sqrt{2}$ =2[A]となる。

b. 角周波数ωと周波数fの関係$\omega = 2\pi f$から、$\omega = 2\pi f = 120\pi$　f=60[Hz]となる。

c. 自己インダクタンスL[H]の抵抗成分である誘導性リアクタンスX_L[Ω]は次式で定まる。$X_L = 2\pi f L$

実効値電圧V_Lはオームの法則に従い、$V_L = X_L \times I = (2\times3.14\times60\times10\times10^{-3})\times2 \fallingdotseq 7.5$[V]

d. インダクタンスに加わる電圧は、流れる電流に対して $\frac{\pi}{2}$ [rad]進み位相となる。

e. インダクタンス（コイル）やキャパシタンス（コンデンサ）は電気エネルギーを蓄える要素であり、そこに蓄えられる１秒当たりのエネルギーは無効電力[var]として扱われ、実際に消費される有効電力[W]とは区別される。そのため、理想的インダクタンスやキャパシタンスでは消費電力0[W]と捉える。

[正解　2]

＜文　献＞

小野哲章ほか　編：臨床工学技士標準テキスト 第２版．金原出版．2012．P139～P142

戸畑裕志ほか　編：臨床工学講座　医用電気工学１．医歯薬出版．2009．P79～（第５章参照）

◆過去５年間に出題された関連問題

該当なし

［２７回－午前－問題５１］ 正しいのはどれか。（医用電気電子工学）

a. ホール効果が大きい半導体は磁気センサに利用される。

b. ダイオードのアノードにカソードよりも高い電圧を加えると電流は順方向に流れる。

c. p形半導体の多数キャリアは電子である。

d. MOSFETの入力インピーダンスはバイポーラトランジスタに比べて小さい。

e. 金属の導電率は温度が高くなると増加する。

1. a、b　2. a、e　3. b、c　4. c、d　5. d、e

◆キーワード

半導体物性　ホール素子　ダイオード　トランジスタ

◆解　説

基本的な半導体物性（真性半導体、不純物半導体、温度特性、キャリアなど）の理解や金属との違い、半導体を用いた代表的な電子素子（ダイオード、トランジスタ、その他センサ）に関する複合的な問題である。

a. ホール効果は電流に対して垂直方向に磁界が生じると電流と磁界の双方に直交する起電力が生じる現象であり、それを応用した半導体素子にホール素子がある。ホール素子は磁気センサに用いられる。

b. ダイオードはpn接合によって構成される半導体素子であり、順方向（p→n）バイアス時に電流を流し、逆方向（n→p）バイアス時には電流を流さない整流素子としての利用が一般的である。p側電極をアノード、n側電極をカソードという。アノードがカソードより高電圧であるときは順方向バイアスのときであり、電流が順方向によく流れる。

c. 不純物半導体は４価原子（シリコンまたはゲルマニウム）の共有結合である真性半導体中に、３価または５価の不純物原子を微量に混入し、正孔または電子が多数キャリアとして多く含まれる半導体を構成したものである。p形は３価不純物（アクセプタ）を混入することで正孔を多数キャリアとし、n形は５価不純物（ドナー）を混入することで電子を多数キャリアとする。

d. MOSFETは電圧制御型トランジスタの一種であり、ゲート端子への静電的な電圧印加に応じてソース-ドレイン間の電流量を制御する。そのためゲート端子には電流が生じない。一方、バイポーラトランジスタはベース、コレクタ、エミッタ３端子すべてに電流が流れ、ベース電流量でコレクタ電流量（結果、エミッタ電流も）を制御する電流制御型トランジスタのため、入力インピーダンス（電流の流れにくさ）を比較した場合、電流の流れないゲート端子を入力端子として用いることのできるFETのほうが高入力インピーダンス回路を実現しやすい。

e. 金属は自由電子を多く含み、常温下でも電流がよく流れるが、熱を与えると、温度上昇に伴う内部での熱振動が起こり電子の移動が妨げられ、結果、導電率が減少（抵抗率が増加）する。それに対し、半導体でも同様に内部での熱振動は生じるが、それ以上に熱エネルギーを吸収してキャリア（正孔－自由電子対）が発生する確率の方が高くなり、結果、導電率が増加（抵抗率が減少）する。

［正解　１］

＜文　献＞

小野哲章ほか　編：臨床工学技士標準テキスト 第２版．金原出版．2012．P153～P163

◆過去５年間に出題された関連問題

［２２回－午後－問題５１］　［２２回－午後－問題５２］　［２４回－午前－問題５２］
［２５回－午前－問題５０］　［２６回－午前－問題５０］

［２７回－午前－問題５２］　図の回路で正しいのはどれか。ただし、Aは理想演算増幅器である。（医用電気電子工学）

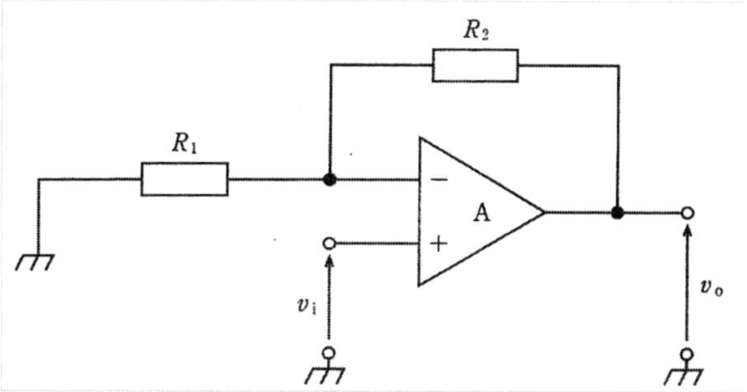

a. 増幅度は$-\dfrac{R_2}{R_1}$である。

b. 入力抵抗はR_1である。

c. 抵抗R_1と抵抗R_2に流れる電流は等しい。

d. 抵抗R_1に加わる電圧は入力電圧v_iに等しい。

e. 出力抵抗はゼロである。

1. a、b、c　　2. a、b、e　　3. a、d、e　　4. b、c、d　　5. c、d、e

◆キーワード

演算増幅器（オペアンプ）　非反転増幅回路

◆解　説

理想演算増幅器を用いて構成した非反転増幅回路である。入力が非反転端子に直接接続されているため、入力インピーダンス（入力抵抗）はほぼ無限大[Ω]として扱うことができる。また、負帰還の特性から、回路を構成する抵抗により回路全体の増幅度が以下のように定まる。

$$増幅度\ \frac{v_o}{v_i}=\left(1+\frac{R_2}{R_1}\right)[倍]$$

c. 出力側からR_2を介して流れる電流は、反転端子との分岐点をすべてR_1側に向かいアースに流れる。
　電流経路：出力端子 → R_2 → R_1 → アース　（なお、反転端子への電流流入は0[A]）

d. イマジナリーショート（仮想短絡）により、入力端子（非反転端子）と反転端子間が等電位となるため、反転端子の電位は入力電圧v_iと等しくとなる。そのため、抵抗R_1に加わる電圧は入力電圧v_iと等しい。

e. 出力抵抗は演算増幅器の出力インピーダンスに依存し、理想的には0[Ω]として扱える。

［正解　5］

<文　献>
中島章夫　編：臨床工学講座　医用電子工学．医歯薬出版．2013．P108～P111

◆過去５年間に出題された関連問題

［２２回－午後－問題５４］　［２３回－午前－問題５８］　［２６回－午前－問題５１］

［２７回－午前－問題５３］ 信号電圧が2V、SN比が66dBである電子回路の雑音電圧[mV]はどれか。
ただし、$\log_{10}2 = 0.3$とする。（医用電気電子工学）

1. 1
2. 2
3. 10
4. 20
5. 100

◆キーワード

SN 比（信号対雑音比）

◆解　説

SN 比（信号対雑音比）は計測対象信号（目的信号、Signal）とそこに含まれる雑音（Noise）成分を比率で表したものであり、一般的にはデシベル値にて評価する（下式参照）。各種信号計測において雑音は付きものであり、できるだけ雑音影響が少なく、良好な信号計測を行う上でも SN 比は重要なファクターとなる。

$$\text{SN比[dB]} = 20\log_{10}\left|\frac{S}{N}\right|$$ （ただし、S：目的信号電圧、N:雑音電圧）

問題の SN 比はデシベル値で 66dB であることから、それを比率に換算すると、

$$66[\text{dB}] = 60 + 6 = 20\log_{10}10^3 + 20\log_{10}2 = 20\log_{10}(10^3 \times 2) = 20\log_{10}(2000)$$

よって、信号電圧をS、雑音電圧をNとおくと、以下の関係が成立する。

$$2000 = \frac{S}{N} = \frac{2}{N} \quad \text{よって、} N = \frac{2}{2000} = \frac{1}{1000} = 10^{-3}[\text{V}] = 1[\text{mV}]$$

［正解　1］

◆過去５年間に出題された関連問題

該当なし

［２７回－午前－問題５４］ 図に示した回路と同じ機能を持つ論理回路はどれか。（医用電気電子工学）

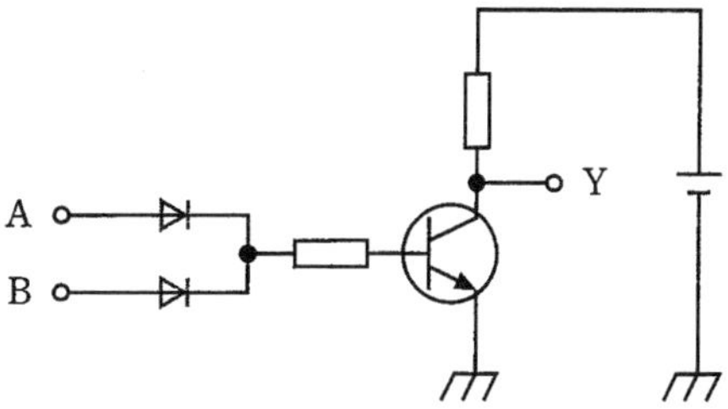

1.
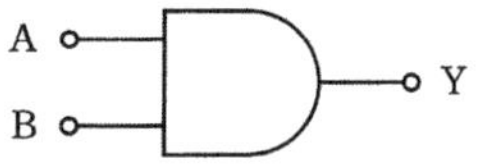

2.
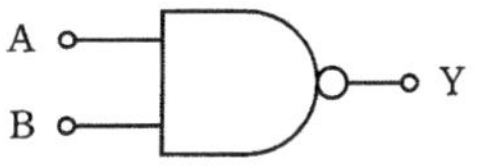

3.
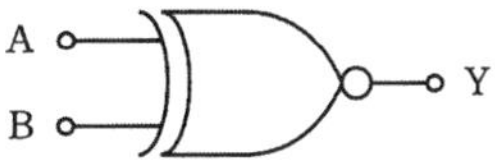

4.
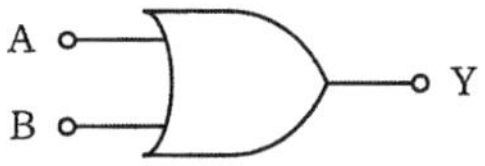

5.
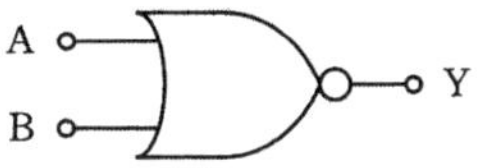

◆キーワード

ディジタル回路　論理回路　MIL 記号

◆解　説

電気的に動作する論理回路は、問題のようにダイオードやトランジスタを代表とする半導体素子で構成され、一般的には IC 化されている。２値動作（正論理）も一般的には電圧 5V（H レベル）を１、0V（L レベル）を０として扱うことで標準化されている。

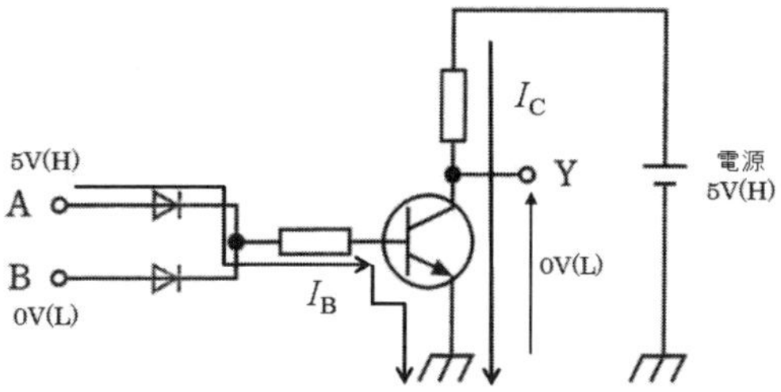

回路素子は理想的と仮定し、電源 5V を印加した回路を基準に回路動作を考える。

回路に電流が流れない（A=B=0V）ときは、トランジスタのコレクターエミッタ間は非導通となり抵抗値が無限大として扱えるため、出力には電源電圧に等しい 5V が出力される。仮に入力 A が 5V のとき、入力 A からダイオードを介してベース電流 I_B が流れトランジスタが導通し、結果、電源から十分大きなコレクタ電流 I_C が流れる。そのため、導通しているコレクターエミッタ間の端子電圧として 0V が出力される。入力 A,B いずれか、または両方が 5V のときにも同じ状態となり、出力は 0V となる（真理値参照）。

入力		出力
A	B	Y
0V（L）	0V（L）	5V（H）
0V（L）	5V（H）	0V（L）
5V（H）	0V（L）	0V（L）
5V（H）	5V（H）	0V（L）

この論理動作は、正論理では NOR（論理否定）回路であり、論理回路をシンボルとして表す MIL 記号においては５番が該当する。

［正解　5］

＜文　献＞

中島章夫　編：臨床工学講座　医用電子工学．医歯薬出版．2013．P147～P151

◆過去５年間に出題された関連問題

［２４回－午前－問題５６］　［２５回－午後－問題５３］　［２６回－午前－問題５４］

［２７回−午前−問題５５］ 1kHzまでの周波数成分を持つ信号をAM変調し、周波数分割多重によって多チャネル同時通信する。

通信に使用できる周波数帯域幅が100kHzのとき、同時に伝送可能な最大チャネル数はどれか。ただし、AM変調では両側波帯の信号成分を送るものとする。（医用電気電子工学）

1. 10
2. 50
3. 100
4. 500
5. 1000

◆キーワード

振幅変調（AM） 周波数分割多重（FDM）

◆解 説

正弦波変調方式の一種である振幅変調（AM : Amplitude Modulation）は、特定の正弦波搬送波（周波数f_c）の振幅に信号波を乗せる変調方式である。変調波のもつ周波数スペクトルは、f_c中心に信号の最大周波数（ここではf_s）分だけ正負にシフトさせた範囲（f_c-f_s ～ f_c+f_s）での分布となり、その範囲が搬送波f_cにて信号変調をするために必要な帯域幅となる。問題では最大 1kHz 信号の変調のため、特定搬送波に対する帯域幅は2kHz（f_c±1kHz 分の振れ幅）となる（図１）。

周波数分割多重（FDM : Frequency Division Multiplexing）は共有する回線の周波数帯を等分割して混信信号として同時送信し、多重通信を実現する方式である。問題では、その通信のため 100kHz の帯域が割り当てられているため、上記の説明の通り AM 変調１チャンネルあたりに必要な帯域 2kHz を 100kHz 内で等分割して割り当てたとすると、最大で 50 チャンネルを確保できる（図２）。

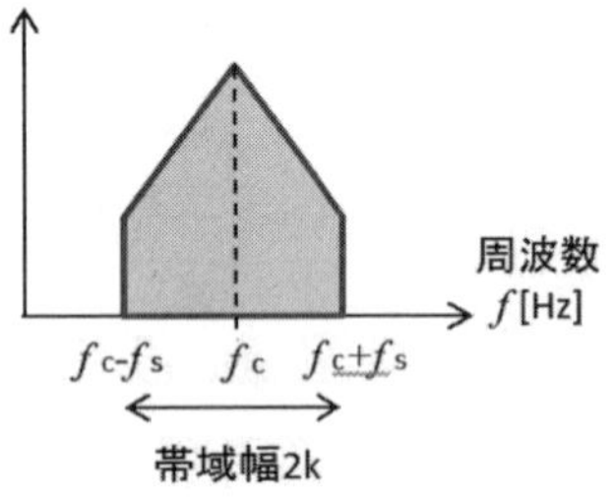

図１

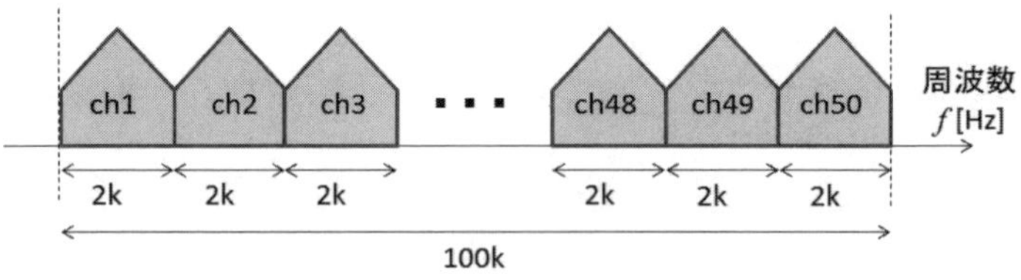

図２

［正解 2］

<文 献>

中島章夫 編：臨床工学講座 医用電子工学．医歯薬出版．2013．P223～P228、P247～P249

◆過去５年間に出題された関連問題

［２２回−午前−問題５６］ ［２３回−午後−問題５４］ ［２４回−午後−問題５５］
［２５回−午前−問題５５］ ［２６回−午後−問題５６］

［２７回－午前－問題５６］ 正しい組合せはどれか。（医用電気電子工学）

1. ハードディスク ―――― メインメモリー
2. USBメモリー ―――― 不揮発性メモリー
3. CPU ―――― 記憶装置
4. CD-ROM ―――― インタフェース
5. Bluetooth ―――― 演算装置

◆キーワード

CPU　記憶装置　入出力インタフェース

◆解　説

1. ハードディスクは磁気型補助記憶装置である。磁気円盤を回転させているためにアクセス時間が長い、機械的な衝撃に弱いという欠点があるが、大容量で容量の割に廉価で広く使用されている。最近は、ハードディスクの代わりに大容量フラッシュメモリーが半導体ディスクとしてノートパソコンを中心に用いられ始めている。メインメモリーは半導体LSIによるRAMで構成されている。
2. 電源を切ってもデータが保存される不揮発性メモリーのうち、大容量のフラッシュメモリーとUSB接続が一体となったUSBメモリーが、小規模なデータの持ち運びに多用されている。
3. CPU（Central Processing Unit：中央演算処理部）は、その名の通り演算装置で記憶装置ではない。
4. CD-ROM（Compact Disk - Read Only Memory）は、ディスク内部の記録層にあらかじめ書き込んである情報を、レーザ光により読み出すCD形状の記憶媒体あるいは装置をいう。インタフェース（Interface：接合部分）は、装置間の情報の伝達を行う接続部、コンピュータと人との情報のやりとりをする接続部、すなわち入出力装置などを意味する。
5. Bluetooth（ブルートゥース）は、10m～100m程度の近接したデバイス（機器）とデバイスの間を2.4GHzの周波数帯を用いて電波での情報のやりとりを行う無線通信規格およびその技術である。パソコンのマウス、キーボードをはじめ、携帯電話、スマートフォン、タブレットや携帯端末において無線通信を行う。「Bluetooth」の由来は10世紀にノルウェーとデンマークを（武器でなく）対話によって平和的に統一したデンマークのバイキング王Harald Bluetooth（青歯王）にちなんで、スウェーデンのエリクソン社が開発コードとして使用した。異なるメーカーの多種多様な機器を相互接続できるようにするための統一規格を作りたいという思いがあったからといわれている。

［正解　2］

<文　献>

小野哲章ほか　編：臨床工学技士標準テキスト 第2版．金原出版．2012．P194

◆過去５年間に出題された関連問題

［２２回－午後－問題５７］　［２４回－午後－問題５６］　［２５回－午後－問題５６］

［２７回－午前－問題５７］ セキュリティの向上に直接関係するのはどれか。（医用電気電子工学）

a. オープンソース
b. スパイウエア
c. 電子署名
d. 公開鍵
e. プロキシサーバ

1. a、b、c　2. a、b、e　3. a、d、e　4. b、c、d　5. c、d、e

◆キーワード

コンピュータセキュリティ

◆解　説

a. オープンソース（open source）とは、プログラムを作成するソースコードを公開することを意味する。通常作成したプログラムは、作成者の著作物であるから、商業的には有償で扱うのが普通だが、それを無償で公開し、自由に頒布したり、使用者の制限を付けたりしないことなどを意味する。一例として、オペレイティングシステムのUNIX系に類似したLinuxが有名である。セキュリティとは関係ない。

b. スパイウェア（Spyware）とは、ユーザーに関する情報を収集し、それを情報収集者である特定の企業・団体・個人等に自動的に送信するソフトウェアを指し、「ユーザーに知られずこっそりと情報を収集する」ことを主な目的としているため、ユーザーはその存在に気付かずに被害が拡大することが多い。スパイウェアはセキュリティを破壊する原因の一つではあるものの、セキュリティの向上には役立たない。

c. 電子署名はディジタル署名を含む広い概念の総称で、メールや電子文書など電磁的記録の作成者を特定できかつ改変されていないことを確認できる技術とされていて、情報伝送のセキュリティを直接向上させる。

d. 公開鍵とは、暗号化の処理と復号化の処理を異なった鍵で行うが、暗号化の際に使う暗号化鍵は公開情報にされていて、この暗号化鍵を公開鍵という。送信者は通信相手が公開している暗号化鍵を用いて暗号文を作成し、それを通信相手に送信する。受信者は、秘密に保持している復号化鍵で暗号文を元の文に復号する。公開鍵を使った暗号化はセキュリティの向上に関係する。

e. プロキシサーバ：プロキシ（Proxy）とは「代理」の意味である。インターネット関連で用いられる場合は、特に内部ネットワークからインターネット接続を行う際、高速なアクセスや安全な通信などを確保するための中継サーバをいう。安全な通信（外部ネットワーク、主にインターネット）からのアクセスは、全てプロキシを経由して各使用者のパソコンなどのクライアントに届くようにする。プロキシが通信内容をチェックすることで、クライアントが外部ネットワークに直接晒されなくなり、不正アクセスや侵入行為が困難になる。セキュリティの向上に直接関係する。

［正解　５］

＜文　献＞

小野哲章ほか　編：臨床工学技士標準テキスト 第２版．金原出版．2012．P201
菊池　眞ほか　編：臨床工学講座　医用情報処理工学．医歯薬出版．2014．P218、P231

◆過去５年間に出題された関連問題

該当なし

［２７回－午前－問題５８］ 1枚 1Mbyteで構成されるディジタル画像を64Mbpsの通信路を用いて伝送する。
1秒間に最大何枚の画像を伝送できるか。ただし、伝送時に圧縮符号化等の処理は行わず、画像構成データ以外のデータは無視する。（医用電気電子工学）

1. 8
2. 16
3. 32
4. 64
5. 128

◆キーワード

ディジタル画像　伝送速度 bps

◆解　説

ディジタル画像のデータ容量が byte で表現され、通信路の伝送速度が bps（bit per second：ビット毎秒）で表現されているところを注意する必要がある。

１枚のディジタル画像のデータ容量は 1Mbyte であるから、bit に変換すると 8Mbit になる。

通信路の伝送速度が 64Mbps であるから、１秒あたり 64Mbit のデータを伝送できる。

したがって、１秒間に伝送できるディジタル画像の枚数 X は

$$X = \frac{64M}{8M} = 8$$

となる。

［正解　1］

<文　献>

小野哲章ほか　編：臨床工学技士標準テキスト 第２版．金原出版．2012．P190
菊池　眞ほか　編：臨床工学講座　医用情報処理工学．医歯薬出版．2014．P20

◆過去５年間に出題された関連問題

［２３回－午後－問題５７］

［２７回－午前－問題５９］ 16進数63を2進数で表したのはどれか。 (医用電気電子工学)

1. 1000101
2. 1000111
3. 1001101
4. 1010101
5. 1100011

◆キーワード

16 進数　2 進数

◆解　説

16 進数をいったん 10 進数に変換し、10 進数を次に 2 進数に変換する方法と、16 進数と 2 進数の関係を利用して直接 2 進数に変換する方法を説明する。ここでは、16 進数 63 は $(63)_{16}$ と括弧の右下外の下付け数字が 16 進数であることを示す表記とする。10 進数、2 進数においても同様とする。

＜16 進数→10 進数→2 進数への変換方法＞

まず、$(63)_{16}$ を 10 進数に変換する。　$(63)_{16}=6\times(16^1)_{10}+3\times(16^0)_{10}=6\times(16)_{10}+3\times1=(99)_{10}$

次に、$(99)_{10}$ を 2 進数に変換する。ここでは 2 で割る方法を説明する。

	余り	
2）99		
2）49	・・・1	↑ 下位桁
2）24	・・・1	
2）12	・・・0	桁の順番
2）6	・・・0	
2）3	・・・0	
2）1	・・・1	上位桁
0	・・・1	

すなわち　$(63)_{16}=(99)_{10}=(1100011)_2$　となる。

＜16 進数→2 進数への変換方法＞

16 進法の 1 桁は、2 進法の 4 桁に相当するので、

$$(63)_{16}=(0110)_2\times(16^1)_{10}+(0011)_2\times(16^0)_{10}=(0110\ 0011)_2=(1100011)_2$$

となる。

［正解　5］

＜文　献＞

小野哲章ほか　編：臨床工学技士標準テキスト 第 2 版．金原出版．2012．P191

菊池　眞ほか　編：臨床工学講座　医用情報処理工学．医歯薬出版．2014．P15

◆過去５年間に出題された関連問題

［２４回－午前－問題６１］　［２６回－午前－問題５８］

［２７回－午前－問題６０］ AD変換で**誤っている**のはどれか。（医用電気電子工学）

1. 連続信号を離散信号に変換する。
2. 信号に含まれる周波数の最大値によってサンプリング周波数を決める。
3. エイリアシングとは実際には存在しない周波数成分が観測されることである。
4. 量子化された信号を符号化する。
5. 量子化雑音は信号のSN比が低い場合に大きくなる。

◆キーワード

AD 変換

◆解　説

AD 変換（Analog to digital conversion）は、音声信号などのアナログ信号をデジタル信号に変換することで、音楽 CD で普及が始まり、現在は、テレビジョン、携帯電話、スマートフォン、デジタルカメラなどあらゆる分野でアナログ信号をデジタル化して処理、伝送、保存することが実用化されている。時間的な連続信号のみならず、空間的な連続信号（例、静止画、動画）もデジタル化している。

AD 変換の本質に関わる特性は、サンプリング定理にまとめられたアナログ信号の周波数成分とサンプリング周波数の関係の制約、その制約が守られない時に生じる疑似・偽信号（エイリアシング）、連続信号を量子という最小単位の離散信号にする時に生じる誤差（それは望ましくないので量子化雑音とも呼ばれる）、にまとめられる。

1. AD 変換は値の連続した信号（アナログ信号）をデジタル信号（離散信号）に変換することである。離散信号の最小値を量子といい、その値は AD 変換のデジタル化のビット数により決まる。ビット数が大きければ量子の値は小さくなり、したがって、アナログを量子値に丸める時の誤差も小さくなるので、量子化雑音は小さくなる。
2. AD 変換の入力アナログ信号に含まれる最高周波数成分の２倍以上のサンプリング周波数でサンプリングをしないと、疑似・偽信号（エイリアシング）が発生する可能性がある。この制約をサンプリング定理という。
3. AD 変換の入力アナログ信号に含まれる最高周波数成分の２倍以下のサンプリング周波数でサンプリングをすると、アナログ信号とサンプリング信号の差の周波数成分が発生したりするエイリアシングと呼ばれる疑似・偽信号が発生する。
4. アナログ信号をサンプリングし、量子化された値を２進数などで表現することを符号化という。
5. 量子化雑音は量子化誤差ともいい、アナログ信号をサンプルした値をデジタルの最小単位に当てはめてしまう、すなわち丸めることで、元のアナログ信号値との間に差が出る。この差を量子化雑音という。したがって、アナログ信号の SN 比とは関係ない。

［正解　5］

＜文　献＞

小野哲章ほか　編：臨床工学技士標準テキスト 第２版．金原出版．2012．P189

菊池　眞ほか　編：臨床工学講座　医用情報処理工学．医歯薬出版．2014．P57

◆過去５年間に出題された関連問題

［２２回－午前－問題２９］　［２３回－午前－問題６２］

［２７回－午前－問題６１］ 図の回路の出力Xを表す真理値表で正しいのはどれか。（医用電気電子工学）

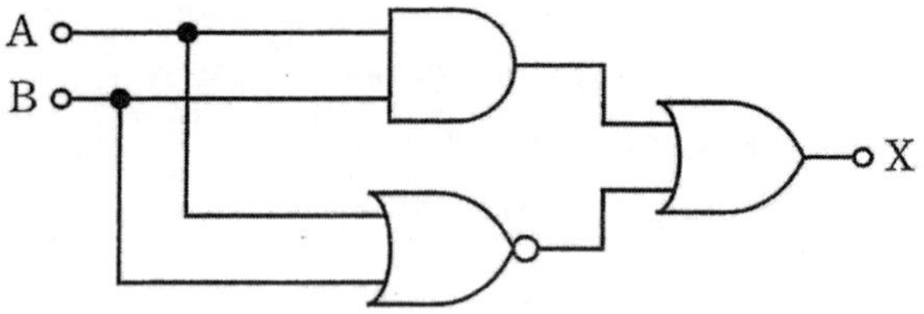

1.

入力		出力
A	B	X
0	0	0
0	1	0
1	0	0
1	1	1

2.

入力		出力
A	B	X
0	0	0
0	1	1
1	0	1
1	1	0

3.

入力		出力
A	B	X
0	0	1
0	1	0
1	0	0
1	1	1

4.

入力		出力
A	B	X
0	0	0
0	1	1
1	0	1
1	1	1

5.

入力		出力
A	B	X
0	0	1
0	1	1
1	0	1
1	1	0

◆キーワード

真理値表　論理式

◆解　説

論理回路の動作を真理値表にまとめる手順として、論理ごとのステップの真理値を記録しながら、論理回路全体の真理値表を作成するステップを取るとよい。

また、論理回路の論理式を作成して簡略化し、選択肢の真理値を置き換えた論理式と比較して、同一の選択肢を選ぶ方法もある。この方法では、論理式を作成する時に、ド・モルガンの定理をマスターしていることが望ましい。

<論理回路の真理値表を作成して、選択肢と比較する方法>

論理回路にＣ点、Ｄ点を図のように設定し、Ｃ点、Ｄ点、Ｘ点の真理値表を作成する。

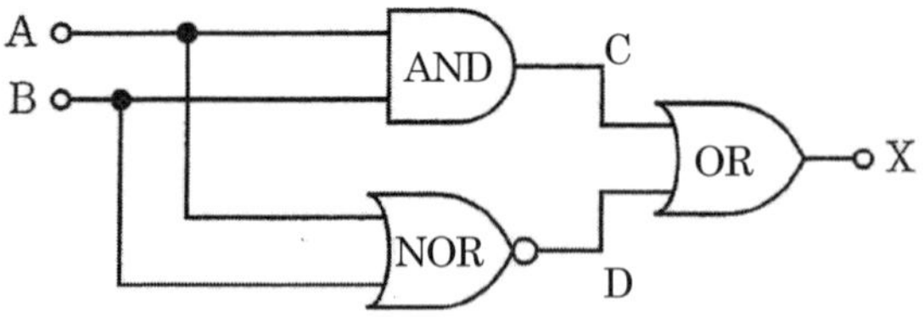

A	B	C	D	X
0	0	0	1	1
0	1	0	0	0
1	0	0	0	0
1	1	1	0	1

論理回路の真理値表

真理値表のＸと、選択肢の各真理値表のＸを比較すると、選択肢３. が同一である。

<論理回路の論理式を作成して、選択肢の真理値表から論理式を作成して比較する方法>

論理回路を論理式にして、次式のように簡略化する。

このとき、ド・モルガンの定理を活用する。

$$X = C + D = A \cdot B + \overline{A + B} = A \cdot B + \overline{A} \cdot \overline{B}$$

（ド・モルガンの定理　：　$\overline{A + B} = \overline{A} \cdot \overline{B}$　および　$\overline{A \cdot B} = \overline{A} + \overline{B}$　）

次に各選択肢の真理値表の論理式を作成して、論理回路の論理式と比較する。

選択肢 1.　：$X = A \cdot B$

選択肢 2.　：$X = \overline{A} \cdot B + A \cdot \overline{B}$

選択肢 3.　：$X = \overline{A} \cdot \overline{B} + A \cdot B = A \cdot B + \overline{A} \cdot \overline{B}$

選択肢 4.　：$X = A + B$

選択肢 5.　：$X = \overline{A \cdot B} = \overline{A} + \overline{B}$

となり、選択肢 3.　の論理式が、論理回路の論理式と同一である。

［正解　3］

<文　献>

小野哲章ほか　編：臨床工学技士標準テキスト 第2版．金原出版．2012．P192

◆過去５年間に出題された関連問題

［２６回－午後－問題６１］

［２７回－午前－問題６２］ システムの動特性を示すのはどれか。 (医用電気電子工学)

a. シーケンス制御
b. 同期加算
c. 分散分析
d. インパルス応答
e. 周波数応答

1. a、b　2. a、e　3. b、c　4. c、d　5. d、e

◆キーワード

シーケンス制御　インパルス応答　周波数応答　同期加算　分散分析

◆解　説

a. シーケンス制御とは、システムの動作や状態が希望値に達すると自動的に次の動作や状態が順次開始されるような制御をいう。システム制御の一方式であり、システムの動特性を示すのではない。

b. 大脳誘発電位法のように、生体に刺激を与えたときに同期して信号を取り出し、何度も同じタイミングで加算平均をすると、ランダム雑音のレベルが下がり、SN 比を改善できるデータ信号収集と処理方式を加算平均法という。刺激に同期して加算する部分の処理を同期加算という。データの収集、処理に関する内容であり、システムの動特性とは関係ない。

c. 分散分析とは、いくつかの母集団からとられた測定値の分散（ばらつき）を母集団が異なることによる分散と母集団内の分散に分けて、検定や推定を行うこと。データの解析をする手段であり、システムの動特性を示す内容ではない。

d. インパルス応答とは、インパルスと呼ばれる時間が非常に短い信号を入力したときのシステムの出力である。インパルスとは、時間的幅が無限小で高さが無限大のパルスである。 インパルス応答 g(t)のラプラス変換は、システムの伝達関数 G(s)に等しいので、システムの伝達関数がわかる。

e. 周波数応答とは、システムに周期信号（正弦波が一般的）を定常的に入力した際の、出力の応答をいう。正弦波入力の場合、線形要素に対する出力は入力と同一周波数の正弦波となるが、振幅と位相は変化する。様々な周波数の入力に対する応答を測定することによって、対象とするシステムの特性を調べることができる。システムに変化する入力を入れた時の出力特性を動特性というが、周波数応答により動特性が推定できる。

［正解　５］

＜文　献＞

小野哲章ほか　編：臨床工学技士標準テキスト 第２版. 金原出版. 2012. P209
嶋津秀昭ほか　著：臨床工学講座　医用システム・制御工学. 医歯薬出版. 2013. P65、P113

◆過去５年間に出題された関連問題

［２２回－午前－問題６３］

［２７回－午前－問題６３］ ベンチュリーマスクについて正しいのはどれか。（生体機能代行装置学）

a. ガス流による眼球刺激はない。

b. 不安の強い患者には適さない。

c. 空気流入量は孔の大きさで決まる。

d. II型呼吸不全の酸素療法に適する。

e. 酸素濃度は酸素流量に依存しない。

1. a、b、c　　2. a、b、e　　3. a、d、e　　4. b、c、d　　5. c、d、e

◆キーワード

酸素療法　高流量器具　ベンチュリーマスク

◆解　説

酸素療法で使用する器具は、患者に投与するガスの流量別に**低流量器具**と**高流量器具**などに分けることができる。低流量器具は、鼻孔からの酸素投与を行う鼻カニューラと口と鼻を覆い酸素投与を行うマスクがあり、高流量器具にはベンチュリーマスクがある。ベンチュリーマスクは、安定した酸素濃度のガスを、患者の吸気流量を上回る流量で患者に吹き付けることで、患者に**安定した吸入酸素濃度**を得られることを特徴とする。高流量のガスを、マスクを通じて患者に吹き付けるため、ガス流による**眼球刺激**があることや**不安の強い患者には適さない**。

ベンチュリーマスクで高流量のガスを得る原理は、ガス配管から供給される酸素ガスを細管に通し、流速を増加させることで得られる負圧（**ベンチュリー効果**）を利用したものである。この負圧により、周囲の空気を引き込み、高流量のガスを得る。**空気を引き込む量すなわち空気流入量は、ダイリュータに開いた孔の大きさ及び酸素流量により決定される。**

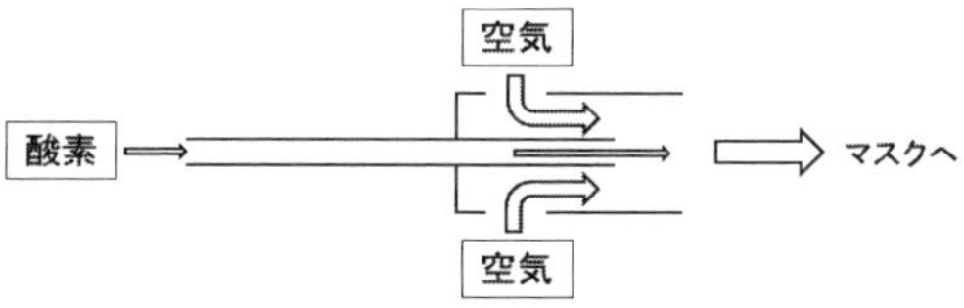

ダイリュータ

d. II型呼吸不全は低酸素血症の他に、高二酸化炭素血症（$PaCO_2$＞45mmHg）がみられる病態である。II型呼吸不全患者への高濃度酸素は、呼吸抑制による更なる二酸化炭素の蓄積により、意識障害など（CO_2ナルコーシス）を引き起こす可能性がある。したがって、II型呼吸不全患者への酸素投与は、安定した吸入酸素濃度（酸素濃度のコントロールが可能な）が得られるベンチュリーマスクが適している。

［正解　4］

＜文　献＞

廣瀬　稔ほか　編：臨床工学講座　生体機能代行装置学　呼吸療法装置. 医歯薬出版. 2012. P84～P85

◆過去５年間に出題された関連問題

該当なし

［２７回－午前－問題６４］　図は人工呼吸中の気道内圧波形である。正しいのはどれか。（生体機能代行装置学）

1. 圧規定換気である。
2. 吸気終末休止をおいている。
3. ファイティングを認める。
4. PEEPがかかっている。
5. 吸気呼気相比は2：1である。

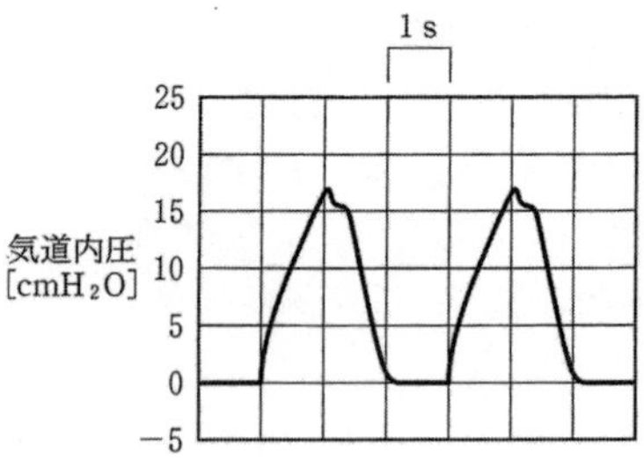

◆キーワード

気道内圧　EIP　PEEP

◆解　説

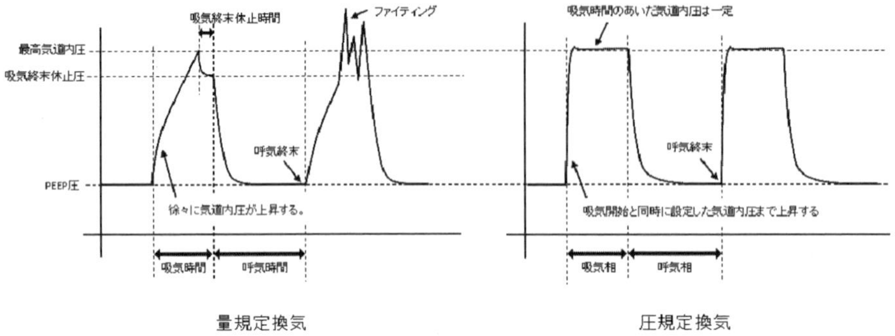

量規定換気および圧規定換気の気道内圧波形

1. 吸気相において圧規定換気は設定した吸気圧を一定に維持する波形となる。量規定換気は吸気が始まると気道内圧が徐々に上昇し、吸気終了時に最高気道内圧を示す波形となる。
2. 吸気終末休止（EIP）は吸気ポーズ、プラトー、吸気ホールドなどと呼ばれる。人工呼吸器による送気が終了しても、すぐに呼気に転じず、しばらく吸気弁と呼気弁を閉めておくことで、吸気ガスの不均衡分布を改善させる効果をもつ。最高気道内圧と吸気終末休止圧の圧較差は不均衡換気の目安となる。EIP の圧波形は最高気道内圧から徐々に低下し、やがて平坦な波形となる。この平坦な部分が吸気終末休止圧となる。
3. 人工呼吸と自発呼吸が同調せず、咳や呼吸困難を起こすことをファイティングと呼ぶ。ファイティングは低換気、気道内圧の急激な上昇、肺の圧損傷などの原因となる。問題の気道内圧波形には急激な圧上昇や波形の乱れもなく、ファイティングは認められない。
4. PEEP は呼気終末陽圧と呼ばれ、呼気時に気道内圧を大気圧以上の陽圧に維持することで、肺胞の虚脱を防止して酸素化を改善させる。呼気終末の気道内圧が 0cmH₂O ならば PEEP はかかっていない。
5. 吸気呼気相比は、通常は 1：2 程度に設定する。吸気終末休止時間（EIP 時間）は吸気相に含まれる。問題では吸気相 1.5 秒程度、呼気相 1.5 秒程度なので、吸気呼気相比は 1：1 である。

［正解　2］

<文　献>

廣瀬　稔ほか　編：臨床工学講座　生体機能代行装置学　呼吸療法装置．医歯薬出版．2012．P137～P141

◆過去５年間に出題された関連問題

［２４回－午前－問題６５］

［２７回－午前－問題６５］ ジャクソンリース回路（流量膨張式バッグ）で正しいのはどれか。（生体機能代行装置学）

a. 新生児には使用できない。
b. 適正ガス流量は分時換気量の5倍である。
c. バッグサイズは必要換気量に応じて選ぶ。
d. 再呼吸を生じる。
e. コンプライアンスを把握できない。

1. a、b　2. a、e　3. b、c　4. c、d　5. d、e

◆キーワード

ジャクソンリース回路　用手人工呼吸装置

◆解　説

用手人工呼吸装置のひとつ。麻酔中、人工呼吸を要する患者の搬送や人工呼吸のトラブル時、虚脱肺胞の拡張、気管吸引時など幅広く用いられる。

ゴム製のバックを酸素で満たし、膨張させたバックを手で潰すことで、バック内の酸素を患者へ供給する構造を持つ。バックは柔らかく酸素ガスの供給がなければバックは膨張しないため、酸素ガス供給は不可欠である。吸気ガスは蛇管からバックを通過して排出される構造のため、供給する酸素ガス流量が少ないと呼気ガスの再呼吸の危険が生じる。再呼吸を防止するには分時換気量の 2～3 倍程度の酸素ガスを流す必要がある。

ジャクソンリース回路の特徴を以下にまとめる。

・バックの膨張に酸素供給源が必要。
・高濃度酸素投与が可能（ほぼ 100%）
・バックが柔らかく回路抵抗も小さいため、肺コンプライアンスや気道抵抗の状態を把握しやすい。
・バックの加圧を感じ取りやすい。
・バックのサイズを変更することで換気量を調整できる。
・新生児・未熟児から大人まで対応できる。
・呼気ガスの再呼吸の可能性あり（CO_2 上昇）。
・酸素ガス流量は分時間気量の 2～3 倍程度（10～15L/分以上）。
・安価、構造が単純

［正解　4］

<文　献>

廣瀬　稔ほか　編：臨床工学講座　生体機能代行装置学　呼吸療法装置．医歯薬出版．2012．P160～P161
坂井　誠：呼吸器ケア．第６巻５号．メディカ出版．2008．P502～P507

◆過去５年間に出題された関連問題

該当なし

［27回－午前－問題66］ APRV（気道圧開放換気）で正しいのはどれか。（生体機能代行装置学）

a. 全身麻酔でしばしば用いられる。

b. 筋弛緩薬を使用する。

c. 高圧相は低圧相よりも短くする。

d. 低圧相と高圧相の圧力の差によって換気量を補う。

e. 肺胞の虚脱を防ぐのに有用である。

1. a、b　2. a、e　3. b、c　4. c、d　5. d、e

◆キーワード

APRV　換気モード

◆解　説

CPAP は自発呼吸に PEEP を加えることで、肺胞の虚脱を防ぎ酸素化を改善する効果が得られる。PEEP 圧を高くするほど酸素化は改善するが、肺が常に膨張した状態で自発呼吸するため一回換気量は低下する。換気量の低下は高二酸化炭素血症の原因となる。

そこで APRV では定期的に高 PEEP 圧を大気（または数 cmH_2O）に開放し、肺を萎ませて呼気を促す。ただし開放する時間が長すぎると、高い PEEP 圧によって開通させた肺胞が再び虚脱してしまうため、開放時間は 1～1.5 秒程度に設定して、肺胞が完全に虚脱するのを防止する。

APRV における換気量は、自発呼吸による換気量と、高圧相と低圧相の圧較差による機能的残気量の変化分による換気量とを合算したものとなる。PEEP 圧の開放によって得られる換気量は、自発呼吸の換気不足を補うのが目的であり、無呼吸患者や自発呼吸での換気量が著しく少ない患者には APRV を用いない。

a. 全身麻酔下では自発呼吸が消失するため APRV は用いない。

b. 筋弛緩薬は自発呼吸を抑制するため低換気の危険が生じる。

c. 低圧相は 1～1.5 秒程度と短時間であり、高圧相時間が低圧相時間よりも短くなることはない。

e. PEEP は肺胞の虚脱を防止する。APRV において高圧相の設定圧は 20～30cmH_2O と高く、肺胞の虚脱防止だけでなく、虚脱した肺胞の再開通も期待できる。

［正解　5］

＜文　献＞

小野哲章ほか　編：臨床工学技士標準テキスト．金原出版．2012．P320

廣瀬　稔ほか　編：臨床工学講座　生体機能代行装置学　呼吸療法装置．医歯薬出版．2012．P145～P146

◆過去5年間に出題された関連問題

［22回－午前－問題66］　［23回－午前－問題20］　［23回－午後－問題65］

［２７回－午前－問題６７］ 人工呼吸中、気道内圧下限アラームが鳴った。
原因として考えられるのはどれか。（生体機能代行装置学）

1. カフリーク
2. 低肺コンプライアンス
3. 気道抵抗増加
4. 人工鼻の目詰まり
5. ファイティング

◆キーワード

気道内圧

◆解　説

気道内圧に関連したアラームとして、気道内圧上限アラーム、気道内圧下限アラーム、PEEP/CPAP 圧下限アラームがある。

気道内圧上限アラームは、吸気相において気道内圧が警報設定値より上昇した場合に発生するアラームである。原因は、患者呼気と人工呼吸器の吸気相がバッティングすることによるファイティング、患者の気管・気管内チューブ・人工鼻の痰や折れ曲がりなどによる閉塞（気道抵抗増加）、肺胸郭コンプライアンスの低下、人工呼吸器の呼気側回路の閉塞などが挙げられる。

気道内圧下限アラームは、吸気相において気道内圧が警報設定値より上昇しない場合に発生するアラームである。原因は、気管内チューブのカフ圧不足によるリーク、人工呼吸器回路からのリーク、気道抵抗低下、肺胸郭コンプライアンスの上昇、患者の吸気努力が強い時などが挙げられる。

PEEP/CPAP 圧下限アラームは、PEEP 圧が警報設定値より低下した時に発生するアラームである。原因は、気管内チューブのカフ圧不足によるリーク、人工呼吸器回路からのリーク、患者の吸気努力が強い時などが挙げられる。

1. カフからのガスリークによって吸気相の気道内圧が上昇せず、気道内圧下限アラームが発生する。
2. 肺胸郭コンプライアンスの単位は［L/cmH2O］で示される。したがって、1cmH2O あたり換気量がどの程度あるかを示している。VCV における低肺コンプライアンスの変化は、気道内圧の上昇の原因となり、気道内圧上限アラームが発生する要因となる。
3. 気道抵抗は吸気相の気道内圧を吸気流量で除したもので、単位は［cmH2O /L/min］である。吸気流量が変化しないと仮定すると、気道抵抗増加は気道内圧の上昇の原因となり、気道内圧上限アラームが発生する要因となる。
4. 人工鼻は、人工呼吸器回路と気管内チューブの間に設置して使用する。人工鼻の目詰まりは、患者の気管や気管内チューブの閉塞と同様に、吸気ガスの抵抗となり気道内圧が上昇する原因となる。
5. ファイティングは、患者呼気と人工呼吸器の吸気相がバッティングすることで発生する。したがって、気道内圧が上昇するため、気道内圧上限アラームが発生する要因となる。

［正解　1］

<文　献>

廣瀬　稔ほか　編：臨床工学講座　生体機能代行装置学　呼吸療法装置．医歯薬出版．2012．P158～P160

◆過去５年間に出題された関連問題

［２４回－午前－問題６５］　［２６回－午後－問題６７］

[２７回－午前－問題６８]　人工呼吸器本体に供給する酸素の適正なおよその圧力[kPa]はどれか。（生体機能代行装置学）

1. 100
2. 200
3. 300
4. 400
5. 500

◆キーワード

送気圧力

◆解　説

人工呼吸器本体への酸素の供給は、一般的に医療ガス配管から行われる。したがって、医療ガス配管から供給される酸素の送気圧力が正解となる。**医療ガス配管からの送気圧力は JIS T 7101 で規定**されており、各ガスの圧力は以下の表のとおりである。人工呼吸器本体に供給する酸素の適正な圧力は 400kPa である。

医療ガス配管設備諸元表 JIS T 7101:2014（単位：kPa）

酸素	亜酸化窒素	治療用空気	二酸化炭素	手術機器 駆動用窒素	手術機器 駆動用空気	非治療用 空気
400±40	400±40	400±40	400±40	990±135	990±135	300±30

[正解　4]

＜文　献＞

廣瀬　稔ほか　編：臨床工学講座　生体機能代行装置学　呼吸療法装置．医歯薬出版．2012．P127

◆過去５年間に出題された関連問題

該当なし

［２７回－午前－問題６９］ 中空糸型膜型人工肺について正しいのはどれか。（生体機能代行装置学）

1. PaO_2と独立した$PaCO_2$の制御が可能である。
2. 多孔質膜では血液と酸素は直接接触しない。
3. シリコーン膜では二酸化炭素よりも酸素の透過性が高い。
4. 外部灌流型では内部灌流型よりも血流に乱流が生じにくい。
5. 血漿蛋白が多孔質膜に吸着すると疎水化されて血漿漏出を生じる。

◆キーワード

膜型人工肺

◆解　説

中空糸を用いた膜型肺は、ガス交換膜が糸のように細い中空になっていて、膜の内部を酸素・空気混合ガスが流れ、外部を血液が流れる構造となっている。

1. 酸素・空気混合装置（ガスブレンダ、酸素ブレンダ）により PaO_2 はガス酸素濃度（FiO_2 21～100%）で調節し、$PaCO_2$ はガス流量（L/min）で調節することで独立した制御が可能である。
2. 血液と酸素は中空糸多孔質膜の微小孔から直接接触する。
3. シリコーン膜の透過性は気体透過係数、物質移動係数とも酸素より二酸化炭素が高い。
4. 外部灌流型は中空糸膜に対して血液の流れは乱流になる。
5. 血漿蛋白が膜に吸着すると中空糸は親水化されて血漿漏出を生じる。

［正解　1］

＜文　献＞

見目恭一ほか　編：臨床工学講座　生体機能代行装置学　体外循環装置．医歯薬出版．2012．P40
安達秀雄ほか　編：人工心肺ハンドブック　中外医学社．2010．P78

◆過去５年間に出題された関連問題

［２３回－午前－問題７０］　［２４回－午後－問題６８］　［２５回－午前－問題６８］
［２６回－午前－問題７０］

［２７回－午前－問題７０］ 人工心肺による体外循環時に使用される薬剤について**誤っている**組合せはどれか。（生体機能代行装置学）

a. マンニトール ―――――― 浸透圧の調節
b. 乳酸加リンゲル ――――― 膠質浸透圧の保持
c. 炭酸水素ナトリウム ――― アルカローシスの補正
d. ハプトグロビン製剤 ――― 高度溶血への対応
e. 塩化カルシウム ――――― 心収縮力の増強

1. a、b　2. a、e　3. b、c　4. c、d　5. d、e

◆キーワード

充填液　希釈液

◆解　説

人工心肺による体外循環時に使用される薬剤には希釈液、充填液、心筋保護液、血液製剤、抗凝固剤、止血剤、浸透圧調整液、利尿剤、抗生剤、ステロイド剤、ビタミン剤、筋弛緩剤、麻酔薬、電解質剤、昇圧剤、血管拡張剤、Ca拮抗剤、β遮断剤、抗不整脈剤などがある。

a. マンニトールは浸透圧の調節、利尿促進、脳圧降下（脳保護）などに用いられる。
b. 乳酸加リンゲルは細胞外液の補充液、血液希釈液として用いられる。
c. 炭酸水素ナトリウムは代謝性アシドーシスの補正に用いられる。
d. ハプトグロビン製剤は遊離ヘモグロビンの処理をおこなう。
e. 塩化カルシウムは心収縮力の増強作用、血圧の昇圧作用がある。

［正解　3］

<文　献>

見目恭一ほか　編：臨床工学講座　生体機能代行装置学　体外循環装置. 医歯薬出版. 2012. P140、P247
安達秀雄ほか　編：人工心肺ハンドブック　中外医学社. 2010. P14

◆過去５年間に出題された関連問題

［２３回－午後－問題７２］　［２４回－午後－問題６９］

［２７回－午前－問題７１］ 人工心肺による体外循環中の変化について正しいのはどれか。（生体機能代行装置学）

1. 血糖値は低下する。
2. 血中カリウム値は上昇する。
3. 血中レニン活性は低下する。
4. 血中アドレナリン値は上昇する。
5. 血中インターロイキン−6値は低下する。

◆キーワード

体外循環中の変化

◆解　説

人工心肺を用いた体外循環では血液の温度変化、物理的刺激、血球溶血、血液粘度、異物接触などにより生体側に影響をあたえる。

1. 体温低下により膵臓の機能が抑制されインスリン分泌低下により血糖値は上昇する。
2. 体外循環中の血中電解質濃度は一般的に低下する。
3. 体外循環中のレニン活性は増加する。
4. 体外循環中のアドレナリン（エピネフリン）は増加する。
5. 体外循環により活性化された白血球はサイトカインを放出する。

［正解　4］

＜文　献＞

見目恭一ほか 編：臨床工学講座　生体機能代行装置学　体外循環装置．医歯薬出版．2012．P95

◆過去５年間に出題された関連問題

［２３回－午前－問題７１］　［２４回－午前－問題７１］　［２５回－午前－問題６９］
［２６回－午後－問題７１］

［２７回－午前－問題７２］ 人工心肺の適正灌流について**誤っている**のはどれか。（生体機能代行装置学）

a. 平均動脈圧を60～80mmHgに維持する。

b. 側副血行路の多い右左短絡疾患では灌流量を少なめにする。

c. 低体温体外循環では常温体外循環よりも灌流量を多くする。

d. 混合静脈血酸素飽和度（$S\bar{v}_{O_2}$）70%以上を目標に灌流量を調節する。

e. 体重あたりの灌流量は成人に比べて小児の方が多い。

1. a、b　2. a、e　3. b、c　4. c、d　5. d、e

◆キーワード

適正灌流

◆解　説

人工心肺中の指標

適正灌流量　成人 2.2～2.5L/min　小児 2.4～2.8L/min　乳児 2.5～3.0L/min

ACT　400 秒以上

動脈圧　60～80mmHg

中心静脈圧　数 mmHg

混合静脈血酸素飽和度　70%以上維持

尿量　1mmL/kg/h 以上　（できれば 5mmL/kg/h 以上）

ヘマトクリット　20～25%

ヘモグロビン　7.0g/dL 以上

b. チアノーゼ疾患では、側副血行路が異常に発達し心腔内に灌流する血液量が増加する。その分、灌流量を増やす必要がある。

c. 低体温時には酸素消費量が著明に低下する。よって灌流量を少なくすることができる。

［正解　3］

<文　献>

見目恭一ほか　編：生体機能代行装置学　体外循環装置．医歯薬出版．2012．P95

井野隆史ほか　編：最新体外循環．金原出版．2005．P241

◆過去５年間に出題された関連問題

［２２回－午前－問題７１］　［２４回－午後－問題７０］　［２５回－午前－問題７１］

［２７回ー午前ー問題７３］ IABPについて正しいのはどれか。（生体機能代行装置学）

a. 左室の後負荷を増大させる効果がある。
b. 正常な心臓と同程度の心拍出量を得る。
c. 人工心肺中に使用することで拍動流が得られる。
d. 冠血流量を増加させる効果がある。
e. 合併症として動脈主要分枝の血行障害がある。

1. a、b、c　2. a、b、e　3. a、d、e　4. b、c、d　5. c、d、e

◆キーワード

IABP

◆解　説

先端に細長い風船の付いたIABPカテーテルを下行大動脈内に留置し、左室の拡張期にバルーンを膨張させ収縮期に収縮させる。これによって収縮期には心室の後負荷が軽減して心筋酸素消費量を減少させ、拡張期には大動脈内圧の上昇によって冠動脈血流が増加する。

a. 左室の後負荷を軽減させる効果がある。
b. IABPの補助能力は心拍出量で10～15%、冠血流量で5～15%程度である。
c. 体外循環中、血液ポンプは定常流で送血を行っている。IABPを使用することで拍動流が得られる。
e. IABPカテーテルが大腿動脈を閉塞すると下肢の血行障害を生じる。

［正解　5］

<文　献>

見目恭一ほか　編：臨床工学講座　生体機能代行装置学　体外循環装置. 医歯薬出版. 2012. P213
井野隆史ほか　編：最新体外循環. 金原出版. 2005. P266

◆過去５年間に出題された関連問題

［２２回ー午前ー問題７３］　［２３回ー午前ー問題７４］　［２４回ー午前ー問題７３］
［２５回ー午後ー問題７３］　［２６回ー午後ー問題７３］

［２７回－午前－問題７４］ 人工心肺について正しいのはどれか。（生体機能代行装置学）

1. 落差脱血では少なくとも1m以上の落差を確保する。
2. 吸引からの戻りが多い場合は脱血量よりも送血流量を増やす。
3. 脱血不良時には脱血カニューレの挿入をできるだけ深くする。
4. 脱血不良時には利尿剤を投与して尿量を増やす。
5. 大動脈解離を認めたら送血流量を上げる。

◆キーワード

落差脱血　送・脱血　脱血不良

◆解　説

人工心肺は血液循環の維持が重要であり、適正な灌流量・灌流圧を得るには脱血・送血・吸引の確保が重要となる。

1. 落差脱血では50～60cmの落差を確保する。
2. 脱血量＋吸引血量　→　送血量（尿量　→　補液）
3. 脱血不良時には脱血カニューレの位置移動を行う。
4. 脱血不良時には循環血液量減少の場合、輸液を増やす。
5. 大動脈解離を認めたら送血を停止か送血流量を下げる。送血部位を変更する。

［正解　2］

＜文　献＞

見目恭一ほか　編：臨床工学講座　生体機能代行装置学　体外循環装置．医歯薬出版．2012．P72

◆過去５年間に出題された関連問題

［２４回－午前－問題７４］

［２７回－午前－問題７５］ 血液浄化について正しい組合せはどれか。（生体機能代行装置学）

a. 血漿吸着 ――――― 全血から分離した血球成分を吸着器に灌流する。
b. 血液濾過 ――――― 全血から逆浸透膜を用いて濾液を除去する。
c. 細胞分離 ――――― 血液中の細胞成分を除去する。
d. 直接血液吸着 ――― 全血を直接吸着器に灌流する。
e. 血液透析 ――――― 膠質浸透圧差を利用して除去する。

1. a、b　2. a、e　3. b、c　4. c、d　5. d、e

◆キーワード

血液浄化療法の種類と原理

◆解　説

アフェレシス療法には吸着療法と膜分離法に分かれ、吸着療法では吸着材に全血を灌流する血液吸着療法（HA）または直接血液灌流療法（DHP）であり、もう一つは血漿分離器で血球成分と血漿成分に分離後、分離した血漿を吸着器に通す血漿吸着療法（PA）である。血液透析では主に拡散、血液濾過では濾過の原理で老廃物を除去する。拡散と濾過を組み合わせた血液透析濾過（HDF）は小分子から低分子量蛋白領域まで幅広く除去が可能である。

a.　血漿吸着は吸着療法の一つであり、血球成分と血漿成分に分離後、分離した血漿を吸着器に通す血漿吸着療法（PA）である。
b.　血液濾過は、限外濾過膜を使用して濾液を得る方法である。逆浸透膜はRO水作成に用いられる膜である。
e.　血液透析は主に拡散を利用して除去する治療法である。

［正解　4］

＜文　献＞

竹澤真吾ほか　編：臨床工学講座　生体機能代行装置学　血液浄化療法装置. 医歯薬出版. 2011. P247～P264

◆過去５年間に出題された関連問題

［２５回－午前－問題７４］

［２７回−午前−問題７６］ 132mmol/LのNaCl（分子量58.5）水溶液の溶質濃度［mg/dL］で正しいのはどれか。（生体機能代行装置学）

1. 132
2. 386
3. 585
4. 772
5. 1544

◆キーワード

溶液濃度

◆解　説

NaCl 1mol は 58.5g である。これを 1mmol あたりに変換すると、58.5mg となる。132mmol/L×58.5＝7722mg/L となるため、これを dL 表示すると 772mg/dL となる。

［正解　４］

◆過去５年間に出題された関連問題

該当なし

［２７回－午前－問題７７］ 抗凝固薬のメシル酸ナファモスタットについて正しいのはどれか。（生体機能代行装置学）

a. 出血性病変を有する患者に使用できる。

b. 血中カルシウムイオンを減少させる。

c. 半減期は2～3時間である。

d. プロタミンで中和できる。

e. 陰性荷電膜に吸着される。

1. a、b　　2. a、e　　3. b、c　　4. c、d　　5. d、e

◆キーワード

抗凝固薬

◆解　説

メシル酸ナファモスタットは、蛋白分解酵素阻害薬であり、抗凝固作用を持っている。薬理作用の半減期が約5～8分と短いため、また分子量が約540と小さい。まれに、アナフィラキシーショックやアレルギー反応を生じる危険性があり、陰性荷電膜や活性炭に吸着される。手術後や出血性病変がある症例にも使用可能である。

b. ヘパリン使用で骨粗鬆症を引き起こすことがある。

c. 約5～8分である。

d. プロタミンはヘパリンの中和薬である。

［正解　2］

<文　献>

金子岩和　編：臨床工学技士のための血液浄化療法フルスペック．MEDICAL VIEW．2014．P252～P258

◆過去５年間に出題された関連問題

［２２回－午後－問題７７］　［２３回－午前－問題７８］　［２４回－午後－問題７６］

［２５回－午前－問題７７］　［２６回－午前－問題７８］

［２７回－午前－問題７８］ 透析治療において二次性副甲状腺機能亢進症の発症に関係があるのはどれか。（生体機能代行装置学）

a. 血清リン濃度の低下

b. 活性型ビタミンDの欠乏

c. 血清カルシウム濃度の低下

d. 抗利尿ホルモンの分泌抑制

e. 副甲状線ホルモンの分泌抑制

1. a、b　2. a、e　3. b、c　4. c、d　5. d、e

◆キーワード

二次性副甲状腺機能亢進症

◆解　説

慢性腎不全になると、腎臓でのリンの排泄およびビタミン D_3 の活性化ができなくなる。また活性化ビタミン D_3 が低下すると、腸管からのカルシウムの吸収が低下する。慢性腎不全患者は血液中のカルシウムが低下し、リンが上昇する。これらの状態は副甲状腺を刺激し、副甲状腺ホルモンの分泌を促す。そして長期間刺激され続けた副甲状腺は腫大し、やがて血液中のカルシウムの値に関係なく副甲状腺ホルモンが過剰に分泌され、血液中のカルシウム濃度が必要以上に高くなる。このような疾患を、副甲状腺機能亢進症という。

a. 血清リン濃度貯留である。

b. ビタミン D_3 の活性化ができなくなる。

c. 血清カルシウム濃度の低下を認める。

d. 抗利尿ホルモンの分泌抑制に関し、二次性副甲状腺機能亢進症の発症に関係はない。

e. 副甲状腺ホルモン分泌が亢進する。

［正解　3］

<文　献>

竹澤真吾ほか　編：臨床工学講座　生体機能代行装置学　血液浄化療法装置．医歯薬出版．2011．P151～P155

◆過去５年間に出題された関連問題

該当なし

［２７回－午前－問題７９］ 血液浄化法の災害対策で**誤っている**のはどれか。（生体機能代行装置学）

1. 患者には、透析を受けるために必要な情報を常に携帯するよう指導する。
2. 透析スタッフは、災害時には上級者に情報を集約し、その指示に従う。
3. 透析スタッフは災害時の通勤手段をあらかじめ用意しておく。
4. 災害が発生したら、透析施設に連絡せず患者個々の判断で対処してもらう。
5. 透析中に地震が発生したら、落下物から身を守り、揺れが収まるまで待つよう患者を教育する。

◆キーワード

災害対策

◆解　説

災害時の患者の安否確認は困難を極める事項である。近隣地域で災害が発生した場合は、被災の有無にかかわらず情報伝達サイトへ自施設の情報を発信する。安否確認担当を専任して、災害時有線電話を用いるなどあらゆる手段を用いて患者と連絡をとる。また、患者からも必ず病院に連絡をとるよう指導しておく。

1. 透析条件・ドライウエイト・禁忌情報が書かれた情報を携帯しておくよう指導する。
4. 自施設に連絡し、透析可否の確認、必要に応じて透析依頼をする。

［正解　4］

<文　献>

金子岩和　編：臨床工学技士のための血液浄化療法．メジカルビュー社．2014．P295～P301

◆過去５年間に出題された関連問題

該当なし

［２７回－午前－問題８０］ バネを鉛直に保ち、下端におもりを取付け、上端を一定振幅で上下に振動させる。周波数を徐々に変化させたとき、正しいのはどれか。（医用機械工学）

1. 周囲に抵抗がない場合、おもりの振幅は周波数によらず上端の振幅と等しい。
2. 周囲に抵抗がない場合、上端の振幅とおもりの振幅の比は周波数によらず一定である。
3. 周囲に抵抗がある場合、おもりの振動の周波数は上端の周波数よりも低い。
4. 周囲に抵抗がある場合、加速度が一定になる周波数がある。
5. 周囲に抵抗がある場合、ある周波数でおもりの振幅が最大になる。

◆キーワード

強制振動　共振　固有振動数

◆解　説

バネの上端を固定し、下端におもりを付け、バネを固定した上端を上下に振動させたとき、固有振動数に近い周期で振動させると共振を起こす。すなわち、振幅が最大となる。バネとおもりとから成る力学系の固有振動数は、次式で与えられる。$\omega=\sqrt{\dfrac{k}{m}}$　ここで、k はバネ定数[N/m]、m [kg]は質量である。

3. 周囲に抵抗がある場合、抵抗の大きさにもよるが、ある一定振幅のとき、おもりの振幅が最大となる。

［正解　5］

＜文　献＞

小野哲章ほか　編：臨床工学技士標準テキスト 第2版．金原出版．2012．P218

◆過去５年間に出題された関連問題

該当なし

［２７回－午前－問題８１］ フックの法則について正しいのはどれか。（医用機械工学）

a. 塑性変形に対して成立する。

b. 応力はひずみに比例する。

c. 線形弾性変形に対して成立する。

d. 材料の体積が変わらないことを表す。

e. 材料の粘性を表す。

1. a、b　2. a、e　3. b、c　4. c、d　5. d、e

◆キーワード

フックの法則

◆解　説

フックの法則は、弾性限度内でバネの伸びと荷重が比例することを示した、以下の式で表される法則である。

$$F = k \cdot x$$

ここで、F は荷重[N]、k はバネ定数[N/m]、x はバネの伸び[m]である。バネ定数はバネの硬さを表す。

また、弾性体に荷重を負荷すると、弾性限度内で荷重によって生ずる応力[荷重/断面積；Pa]とひずみ[変形した長さ/元の長さ；単位無し]は比例する。

$$\sigma = E \cdot \varepsilon$$

ここで、σは応力 [Pa]、E は弾性率 [Pa]、ε[単位なし]はひずみを示す。弾性率は変形のしにくさ、すなわち硬さを表す。

d. 変形時の材料の体積変化に関わるのはポアソン比である。

［正解　3］

<文　献>

小野哲章ほか　編：臨床工学技士標準テキスト 第2版．金原出版．2012．P220

◆過去５年間に出題された関連問題

［２２回－午後－問題８１］　［２４回－午前－問題８１］　［２５回－午前－問題８１］

［２５回－午後－問題８１］　［２６回－午前－問題８２］

［２７回－午前－問題８２］ 粘性率4×10^{-3}Pa・sの流体が内径3mmの直円管内を平均速度12cm/sで流れている。粘性率1×10^{-3}Pa・sの流体を内径9mmの直円管内に流したときに、相似（レイノルズ数が同じ）になる平均速度［cm/s］はどれか。ただし、流体の密度はすべて等しいとする。（医用機械工学）

1. 0.25
2. 1.0
3. 9.0
4. 16
5. 144

◆キーワード

レイノルズ数　粘性流体

◆解　説

流れの相似性を表すレイノルズ（Re）は、以下の式で示される無次元数である。

$$\mathrm{Re}=\frac{\rho\cdot D\cdot v}{\mu}$$

ここで、ρ[kg/m^3]は流体の密度、D[m]は代表長さ（円管内流れの場合は直径）、v [m/s]は流速、μ[Pa・s]を示す。

この問題では、流体の密度が等しく、粘性率と管内径が異なる流れの相似性を問うものである。長さの単位に注意して等式をたてると以下のようになる。

$$\frac{\rho\cdot(3\times10^{-3})\cdot(0.12)}{4\times10^{-3}}=\frac{\rho\cdot(9\times10^{-3})\cdot v}{1\times10^{-3}}$$

よって、速度vは、

$$v=\frac{(3\times10^{-3})\cdot(0.12)}{4\times10^{-3}}\times\frac{1\times10^{-3}}{9\times10^{-3}}=0.01[m/s]=1.0[cm/s]$$

となる。

［正解　2］

＜文　献＞

小野哲章ほか　編：臨床工学技士標準テキスト 第２版．金原出版．2012．P226

◆過去５年間に出題された関連問題

［２４回－午前－問題８２］　［２５回－午前－問題８２］

［２７回－午前－問題８３］ **誤っている**のはどれか。（医用機械工学）

1. ヘマトクリット値が上昇すると血液の粘度が増加する。
2. 毛細血管内を通過する赤血球は変形する。
3. 脈波伝搬速度は最高血圧で変化する。
4. 体動脈圧の最高値は末梢に行くにしたがって単調に低下する。
5. コロトコフ音は血圧測定に用いられる。

◆キーワード

流体力学

◆解　説

血液の流動特性は、赤血球の変形能や、その体積割合であるヘマトクリット値に大きく影響される。また、体内の血圧変化を知ること、その値を非侵襲的に計測することは、ヒトの循環動態を把握するうえで非常に重要である。

1. 血液の粘度は、赤血球の体積割合であるヘマトクリット値の上昇に伴って増加する。
2. 生体内では、直径 4~5∫m の毛細血管内を直径 8∫m ほどの赤血球が通過するため、赤血球は大きく変形する。
3. 脈波伝搬速度（PWV）は、$PWV = \sqrt{\dfrac{E \cdot h}{D \cdot \rho}}$ で与えられる。ここで、E [Pa]は弾性率、h [m]は壁厚、D [m]は直径、ρ [kg/m^3]である。この式中に血圧はないが、血圧の上昇によって、短期的には血管壁の張力が増す。また、長期にわたって高血圧が続けば、血管が肥厚する。これらのことから、最高血圧の上昇によってPWVは大きくなる。
4. 体動脈圧は、動脈のテーパー（管径が末梢に行くに従い、小さくなる）の影響等によって、比較的大きな動脈では末梢に行くに従って上昇する。その後、分岐を繰り返す、あるいは血管径が急激に小さくなると、体動脈圧も低下する。
5. 非侵襲的に血圧を計測するには、上腕部にカフをまいて圧負荷を行い、負荷した圧力と動脈内圧が釣り合った際に、コロトコフ音が生じる。これは、圧負荷された動脈内で生じる乱流が原因となり、発生する音である。コロトコフ音を用いて、血圧測定を行う。

［正解　4］

<文　献>

小野哲章ほか　編：臨床工学技士標準テキスト 第2版．金原出版．2012．P227、P252、P446
氏平政伸ほか　編：臨床工学講座　生体物性・医用材料工学．医歯薬出版．2010．P50

◆過去５年間に出題された関連問題

［２２回－午後－問題８２］　［２３回－午後－問題８７］　［２４回－午後－問題８５］
［２６回－午前－問題８４］

［２７回－午前－問題８４］ 1MHzの超音波が水中を進行するときのおよその波長［mm］はどれか。（医用機械工学）

1. 150
2. 15
3. 1.5
4. 0.15
5. 0.015

◆キーワード

超音波　波長　音速

◆解　説

音波の波長（λ[m]）と速度（音速；c [m/s]）、周波数（ *f*[Hz]）のあいだには、以下の関係が成立する。

$$\lambda = \frac{c}{f}$$

水中での音速（c）は1500 m/s であるから、

$$\lambda = \frac{1500}{1 \times 10^6} = 1.5 \times 10^{-3}[m] = 1.5[mm]$$

［正解　3］

＜文　献＞

小野哲章ほか　編：臨床工学技士標準テキスト 第２版．金原出版．2012．P231

◆過去５年間に出題された関連問題

該当なし

［２７回－午前－問題８５］ 生体の電気特性で**誤っている**のはどれか。（生体物性材料工学）

a. 神経細胞の活動電位の持続時間は約1秒である。

b. 静止電位は細胞内外のイオン濃度差に起因する。

c. 脱分極では細胞内の電位が正方向に変化する。

d. β分散は組織の構造に起因する。

e. γ分散はイオンの集散に起因する。

1. a、b　2. a、e　3. b、c　4. c、d　5. d、e

◆キーワード

生体電気特性

◆解　説

活動電位と閾電位の関係は図のようになっている。活動電位の持続時間は約数 ms となる。

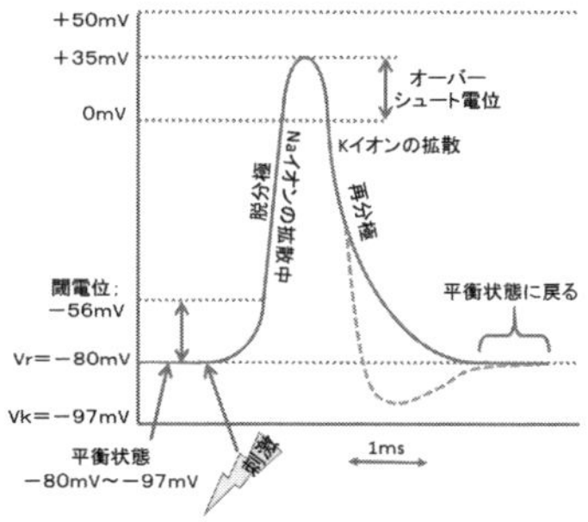

拡散によるイオン移動は、イオン分布に変化をもたらす為、移動しているイオンを元に戻そうとクーロン力が働く。この時クーロン力と浸透力の和の力が働く。クーロン力と浸透力が釣合う（平衡に達する）ときイオンの移動が止まる。この時の膜電位を静止電位と呼び、細胞内外のイオン濃度に依存する。脱分極は図より電位は正方向に変化し、オーバーシュート電位後に再分極となる。

α分散とは、100Hz 以下の帯域に現れる分散特性をいう。

その要因として、

①イオン雰囲気

②細胞膜が脂質層とタンパク質層の層状構造

③細胞膜のイオン透過性の変化

の３つがある

β分散とは、細胞膜の層状構造によるもので、数 kHz~10 数 MHz の広い帯域に存在し、生体計測において広く利用される。γ分散は 20GHz 付近に存在する分散で、水分子が外部磁界により振動するために起こる。

［正解　2］

<文　献>

中島章夫ほか　編：臨床工学講座　生体物性・医用材料工学．医歯薬出版．2014．P21～P31

◆過去５年間に出題された関連問題

［２２回－午前－問題８５］　［２３回－午後－問題８５］　［２６回－午前－問題８５］

［２７回ー午前ー問題８６］　周波数が1MHz程度の超音波を照射したとき、吸収係数が最も大きい組織はどれか。
（生体物性材料工学）
1. 脂　肪
2. 筋　肉
3. 脳
4. 骨
5. 血　液

◆キーワード

音波吸収係数

◆解　説

生体に超音波を照射すると、その伝搬に伴い超音波は生体組織に吸収される。吸収係数とはその減衰しやすさを表したもので、吸収されやすいほど吸収係数は高くなる。

吸収係数は超音波の周波数や組織の種類によって異なる。周波数が高いほど吸収係数は高く、軟組織より硬組織の方が吸収係数は高くなる。

［正解　4］

<文　献>

小野哲章ほか　編：臨床工学技士標準テキスト 第２版増補．金原出版．2014．P249

◆過去５年間に出題された関連問題

［２６回ー午前ー問題８６］

［２７回－午前－問題８７］ 放射線に対して同じ被曝線量における発がんや遺伝的影響の少ない（組織加重係数の小さい）組織はどれか。（生体物性材料工学）

1. 肺
2. 脳
3. 結　腸
4. 生殖腺
5. 赤色骨髄

◆キーワード

組織加重係数

◆解　説

組織加重係数は、細胞や組織の種類によって異なる放射線の感受性を表すものである。細胞や組織の放射線感受性は細胞分裂の活動力に比例し、分化の程度に逆比例する。組織加重係数が高いほど放射線の影響を受けやすい組織であり、以下の表のようになる。（ICRP 勧告 2007）

組織・臓器の種類	組織加重係数
骨髄、結腸、肺、胃、乳房	それぞれ 0.12
生殖腺	それぞれ 0.08
膀胱、肝臓、食道、甲状腺	それぞれ 0.04
皮膚、骨表面、唾液腺、脳	それぞれ 0.01
残りの組織・臓器	全て合計して 0.12

［正解　2］

＜文　献＞

中島章夫ほか　編：臨床工学講座　生体物性・工学　医用材料．医歯薬出版．2010．P76～P80

◆過去５年間に出題された関連問題

［２４回－午前－問題８６］　［２５回－午後－問題８６］

［２７回－午前－問題８８］ 生体組織の光学特性について**誤っている**のはどれか。（生体物性材料工学）

1. 可視光は皮膚での散乱が大きい。
2. 血液の光散乱は大きい。
3. UV_Aは真皮まで到達する。
4. 水の赤外光の吸収は小さい。
5. 眼球内の可視光の吸収は小さい。

◆キーワード

生体組織の光学特性

◆解　説

生体組織は目に見えない粒子が集合して出来ている。光を生体に照射すると、吸収・散乱により減衰する。

吸収：光が粒子にとりこまれること（熱エネルギーなどに変化する）

散乱：光が粒子に当たって散乱すること

また、光の吸収・散乱の大小は、照射した光の波長や組織により異なる。

3. 紫外線は可視光線に近い波長から UV_A・UV_B・UV_C と呼ばれるが、波長が長いほど生体深部まで到達する。UVA は真皮の奥まで到達する。
4. 水は赤外（約 1400nm 以上）の光をよく吸収する。
5. 眼球内の大部分を硝子体が占めるが、硝子体はほとんどが水である。水は可視光をほとんど吸収しない。

［正解　4］

＜文　献＞

中島章夫ほか　編：臨床工学講座　生体物性・医用材料工学．医歯薬出版．2010．P102～P108
小野哲章ほか　編：臨床工学技士標準テキスト 第２版増補．金原出版．2014．P255～P256

◆過去５年間に出題された関連問題

［２５回－午前－問題８８］

［２７回－午前－問題８９］ 生体へ埋植後、材料に生じうる反応はどれか。（生体物性材料工学）

a. 腐　食
b. アナフィラキシー
c. 溶　血
d. 壊　死
e. 加水分解

1. a、b　2. a、e　3. b、c　4. c、d　5. d、e

◆キーワード

異物反応

◆解　説

生体へ埋植する材料は、生体にとって異物である。よって生体はその異物を拒絶する。そこで材料と生体が相互作用し、生体側の反応として以下のような特徴的な反応が引き起こされる。

	全身反応	局所反応
急性反応	アレルギー（アナフィラキシー） 急性毒性反応　神経麻痺　感染　発熱 循環障害　　など	急性炎症　壊死　溶血　血栓形成 異物排除　　など
慢性反応	抗原抗体反応　臓器障害 催奇形性（奇形）　など	肉芽形成　石灰化　癒着　発癌　瘢痕 被包化（カプセル化）　など

1. 腐食は材料側に起こる反応である。
5. 加水分解は材料側に起こる反応である。

［正解　2］

<文　献>

小野哲章ほか　編：臨床工学技士標準テキスト．金原出版．2002．P266～P270

◆過去５年間に出題された関連問題

［２３回－午前－問題８９］　［２５回－午前－問題９０］

［２７回－午前－問題９０］ 正しい組合せはどれか。（生体物性材料工学）

1. 人工弁弁葉 ――― ステンレス鋼
2. 膜型人工肺 ――― ポリスルホン
3. ステント ――― ニッケル・チタン合金
4. 人工歯根 ――― 高密度ポリエチレン
5. 血液透析膜 ――― ポリジメチルシロキサン

◆キーワード

非金属無機材料（セラミックス） 金属材料 合成高分子材料

◆解 説

医用材料は生体またはその成分に接触する。よって、接触時に不必要な相互作用（拒絶反応・アレルギー・種々の刺激など）が起こってはいけない。これを防止するため、可滅菌性・非毒性・医用機能性・生体適合性・耐久性という５条件が求められる。適用部位や期間・機能に応じ、これらの条件に適した材料を使用する。

1. 人工弁の弁葉にはパイロライトカーボンを用いる。パイロライトカーボンは耐腐食・耐磨耗・軽量である。ステンレスは金属で手術器具などに用いられる。
2. 膜型人工肺にはポリプロピレン（ポリオレフィン）やシリコーンが用いられる。ポリスルホンは血液透析膜に用いられる。
3. ステントにはニッケル・チタン合金を用いる。ニッケル・チタン合金は形状記憶合金である。
4. 人工歯根にはチタンなどを用いる。高密度ポリエチレンは人工関節に用いられる。
5. 血液透析膜にはポリスルホンなどを用いる。ポリジメチルシロキサンはシリコーンとも言われ、膜型人工肺や人工乳房などに用いられる。

［正解 3］

＜文 献＞

小野哲章ほか 編：臨床工学技士標準テキスト．金原出版．2002．P270～P275

◆過去５年間に出題された関連問題

該当なし

第 27 回臨床工学技士国家試験

午後問題解説

［２７回－午後－問題1］ 保健所の業務はどれか。（医学概論）

a. 母性および乳幼児の保健に関する事項

b. AIDS の予防に関する事項

c. 住宅環境の衛生に関する事項

d. 生活保護の調査に関する事項

e. 医療機能評価に関する事項

1. a、b、c　　2. a、b、e　　3. a、d、e　　4. b、c、d　　5. c、d、e

◆キーワード

保健所業務

◆解　説

保健所は、都道府県、政令で定める市、特別区が設置する。保健医療と社会福祉施策の有機的な連携をはかっている。地域保健に関する思想の普及及び向上に関する事項を行う。

a. 母性の生命、健康を保護し、乳幼児の生活に関する基本的な事項を調べる。

b. HIV 感染者とエイズ発症者の把握などのエイズ対策を業務とする。

c. 住宅、水道、下水道、廃棄物の処理、清掃その他の住宅環境の衛生に関する企画、調整、指導などの事業を行う。

d. 生活保護の現状・動向、生活保護行政の実態等を調査し、その結果を取りまとめ、必要な改善措置については総務省が管轄である。

e. 医療機能評価は、公益財団法人日本医療機能評価機構が医療機関の機能を学術的観点から中立的な立場で評価する。

［正解　1］

＜文　献＞

柳川　洋ほか　編：公衆衛生マニュアル．南山堂．2009．P16

◆過去５年間に出題された関連問題

［２３回－午後－問題２］

［２７回－午後－問題２］ 水溶性ビタミンはどれか。（医学概論）

a. ビタミンA
b. ビタミンB
c. ビタミンC
d. ビタミンD
e. ビタミンE

1. a、b　2. a、e　3. b、c　4. c、d　5. d、e

◆キーワード

脂溶性　水溶性

◆解　説

ビタミンとは、生体の代謝に不可欠な有機物質であり、体内で合成されないか、合成されても必要量に満たない微量の栄養素である。ビタミンはその性質から水溶性ビタミンと脂溶性ビタミンに大別できる。

a. ビタミンAは脂溶性ビタミンに分類され、欠乏すると夜盲症、角膜乾燥症、感染症をおこしやすくなる。
b. ビタミンBは水溶性ビタミンで、チアミン、リボフラビン、ピリドキシン、コバラミンがあり、欠乏すると脚気、口角炎、皮膚炎、悪性貧血などの症状が現れる。
c. ビタミンCは、水溶性ビタミンの１種で強い還元作用があり、酸化還元反応に関与している。欠乏すると血管がもろくなり、出血しやすくなる。
d. ビタミンDは脂溶性ビタミンに分類され、小腸および腎尿細管からのカルシウム、リンの吸収を促進し、血中カルシウム、リン濃度を上昇させ、骨形成を促進する。
e. ビタミンEは脂溶性ビタミンであり、強い抗酸化作用をもち過酸化脂質の形成を抑制する。欠乏すると赤血球溶血、神経学的欠損、クレアチン尿症を起こす。

［正解　3］

<文　献>

小野哲章ほか　編：臨床工学技士標準テキスト 第２版. 金原出版. 2012. P87

◆過去５年間に出題された関連問題

［２４回－午後－問題２］

［２７回－午後－問題３］ 循環障害の病態で**ない**のはどれか。（医学概論）

1. 浮　腫
2. 虚　血
3. 側副循環
4. 梗　塞
5. 新生物

◆キーワード

虚血　充血　うっ血

◆解　説

循環障害とは血液やリンパの循環が阻害されることにより臓器や組織に障害が生じることである。充血・鬱血・虚血・出血・血栓症・塞栓症・梗塞・高血圧・浮腫・脱水症などがある。

1. 組織液（間質液：細胞外液・血管外液）が増加すること。
2. 局所に流入する動脈血が減少した状態で、動脈が狭窄、閉塞した場合に起きる。
3. 一つの血管に閉塞が生じた際、成長途中で一度閉じた別の血管によって血行が補われること。
4. 終末動脈の閉塞によりその支配領域全体が虚血性壊死に陥ること。
5. 組織、細胞が生体内の制御に反して自律的に過剰に増殖することによってできる組織塊。

［正解　5］

<文　献>

岩田隆子ほか　編：わかりやすい病理学 第５版．南江堂．2008．P24

◆過去５年間に出題された関連問題

［２６回－午前－問題７］

［２７回－午後－問題４］ 生理学的検査で**ない**のはどれか。（医学概論）

1. 筋電図検査
2. 超音波検査
3. 脳波検査
4. 病理検査
5. 経皮的血液ガス分圧検査

◆キーワード

心電図　呼吸機能　脳波　超音波

◆解　説

生理学的検査とは、患者の心臓や脳などの動きを電気的にとらえて波形として表して、体の内部の状態を超音波や磁力線などを利用して観察する検査である。検査の結果は、数値でなく主にグラフや画像としてあらわされる。

1. 末梢神経や筋疾患の診断に用いられる。神経原疾患と筋原性疾患の鑑別を行う検査である。
2. 診療における非侵襲的な検査として、病態変化の把握や治療効果の判定を容易にしている。身体に超音波を当て、 その反射波によって臓器の状態を調べる。
3. 脳の神経細胞の活動によって生じる活動電位を、頭皮上に設置した電極により捉えることにより、脳に発生した異常を把握する。脳死の診断には必須の検査である。
4. 臓器・組織・細胞を形態学的に調べる検査であり、生理学的検査でない。
5. 血液中の酸素分圧や二酸化炭素分圧を経皮的に測定する検査で、呼吸の状態、肺における酸素化を調べる。

［正解　４］

＜文　献＞

下条文武ほか　編：検査の基本. 西村書店. 2008. P175

◆過去５年間に出題された関連問題

［２６回－午前－問題５］

[２７回－午後－問題５]　細胞分裂周期で正しいのはどれか。

ただし、G_1（DNA 合成前期）、G_2（DNA 合成後期）、M（分裂期）、S（DNA 合成期）とする。（医学概論）

1.
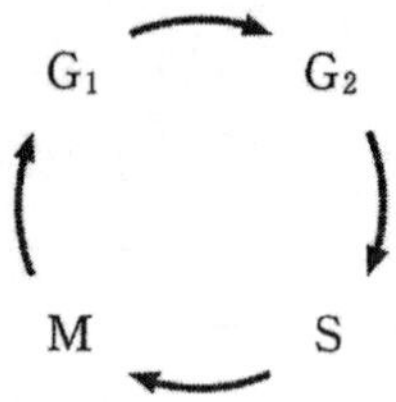

2.
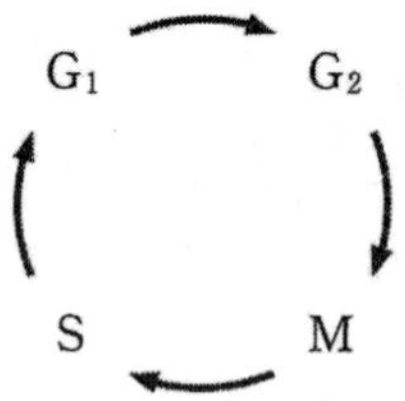

3.
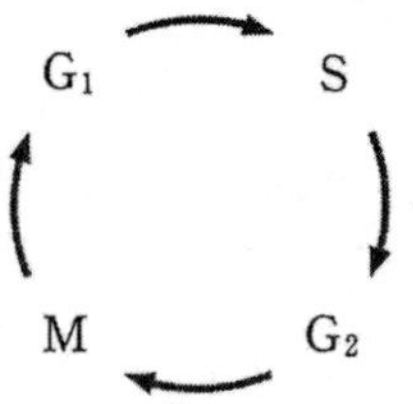

4.
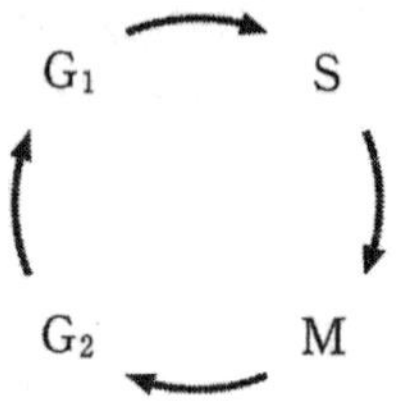

5.
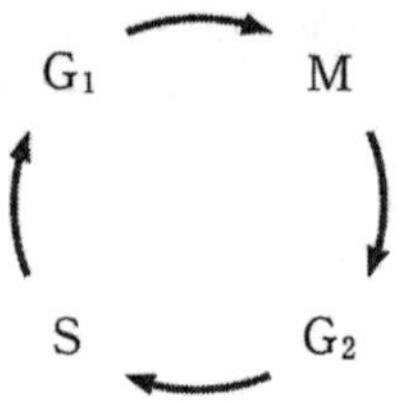

◆キーワード

有糸分裂　細胞質分裂　分裂期

◆解　説

真核細胞の細胞分裂周期は、4つの段階に分けられている。核の分裂（有糸分裂）と細胞が2つに分かれる細胞質分裂の2つを合わせて細胞周期のM期（分裂期）という。M期から次のM期までの間は、間期とよばれる。間期には、細胞分裂周期の残る3つの段階が含まれる。細胞分裂に不可欠な核DNAの複製が行われるS期（DNA 合成期）。S期の前後は細胞が大きくなるための時期であり、M期の完了からS期の開始までの間をG_1期（DNA 合成前期）、S期の完了からM期の開始までの間をG_2期（DNA 合成後期）と呼ぶ。M期→G_1期→S期→G_2期→M期という周期で、細胞の分裂が繰り返される。

間期の間、細胞は遺伝子の転写とタンパク合成を続け、成分の量が増加する。G_1期とG_2期は、細胞の成長と細胞内小器官の複製のための時間であり、もし間期にDNA複製だけの時間しかないとすると、細胞は分裂前に成長できないので細胞分裂のたびに小さくなってしまうことになる。

［正解　3］

＜文　献＞

Bruce Alberts ほか　著：Essential 細胞生物学．南江堂．2003．P549～P550

◆過去５年間に出題された関連問題

該当なし

［２７回－午後－問題６］ 肺気量について**誤っている**のはどれか。（医学概論）

1. 肺活量は肺の容積に等しい。
2. 機能的残気量は安静時呼気終末の肺気量である。
3. 成人の安静時１回換気量は400～500mL 程度である。
4. 成人の安静時呼吸回数は１分間14回程度である。
5. 予備吸気量は安静吸気位から吸入できる最大の吸入量である。

◆キーワード

肺気量分画　呼吸回数

◆解　説

呼吸運動による肺気量の変化はスパイロメータで測定され、以下の図のような肺気量分画となる。

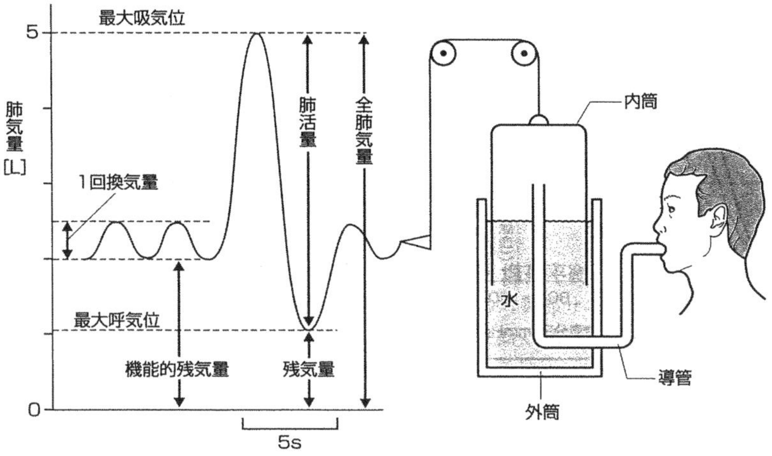

1. 肺の容積を表す全肺気量は、肺活量と残気量を足したものである。
2. 機能的残気量は、安静呼気終末時（１回換気量が呼出された後）に肺に残っている空気量のことである。また、機能的残気量は、予備呼気量と残気量を足して求めることができる。
3. 成人男性の一回換気量は、約500 [mL]程度である。
4. 成人の安静時の呼吸回数は、14～20 [回/分]である。
5. 予備吸気量は、安静吸気位から最大吸気位までの空気量である。

［正解　1］

＜文　献＞

小野哲章ほか　編：臨床工学技士標準テキスト 第２版．2012．P28～P29

堀川宗之　著：エッセンシャル解剖・生理学．秀潤社．2001．P107～P108

◆過去５年間に出題された関連問題

［２２回－午前－問題３０］　［２２回－午後－問題２２］　［２５回－午前－問題６］

［２７回－午後－問題7］ 脈拍と血圧について**誤っている**のはどれか。（医学概論）

1. 前腕における脈拍の触知は橈骨動脈で行う。
2. 観血式血圧測定では動脈内にカテーテルを留置する。
3. 非観血式血圧測定ではカフ部の高さを心臓と同じにする。
4. 脈圧は収縮期血圧と拡張期血圧との平均値である。
5. 脈圧の左右差は動脈閉塞性疾患でみられる。

◆キーワード

脈拍　血圧　血管抵抗

◆解　説

脈拍の触知について、人体には皮膚の上から拍動を触れることのできる動脈がいくつかあり、総頸動脈、上腕動脈、橈骨動脈、尺骨動脈、大腿動脈、膝窩動脈、後脛骨動脈、足背動脈などがある。これらの動脈の触知できる拍動を脈拍という。脈拍は、心臓の拍動に対応した動脈内の血液の圧力の変化を体表面から感知したものである。血圧とは、血管内に流れる血液によって生じる圧力であり、心拍出量及び血管抵抗が大きな要素である。血圧の測定方法には動脈内圧を直接測定する観血的測定法と非観血的に側圧を測る非観血的測定法がある。

1. 脈拍を触知するために日常最もよく用いられる動脈である。橈骨動脈の拍動は、手首の手掌面の母指側の皮膚を指で軽く圧迫することにより、触知することができる。
2. 観血式血圧測定は、動脈に直接カテーテルを挿入し血圧を測定する方法である。心拍ごとに血圧測定が可能であり連続的にモニタすることができる。
3. 体位変換により血圧は変動するため、仰臥位、坐位、立位いずれの場合でも測定する腕の高さは心臓と同じにする。
4. 脈圧は、収縮期血圧と拡張期血圧との差である。
5. 正常では脈圧に左右差や上下肢での差はみられない。これがみられる場合は、脈圧が減弱・消失している側の動脈系の部分狭窄をうたがう必要がある。

［正解　4］

＜文　献＞

平　孝臣ほか　編：わかるバイタルサインA to Z．学習研究社．2003．P72～P99

◆過去５年間に出題された関連問題

［２２回－午前－問題２８］

［２７回－午後－問題８］ ネフロンにおいてアミノ酸のほとんどが吸収される部位はどれか。(医学概論)

1. A
2. B
3. C
4. D
5. E

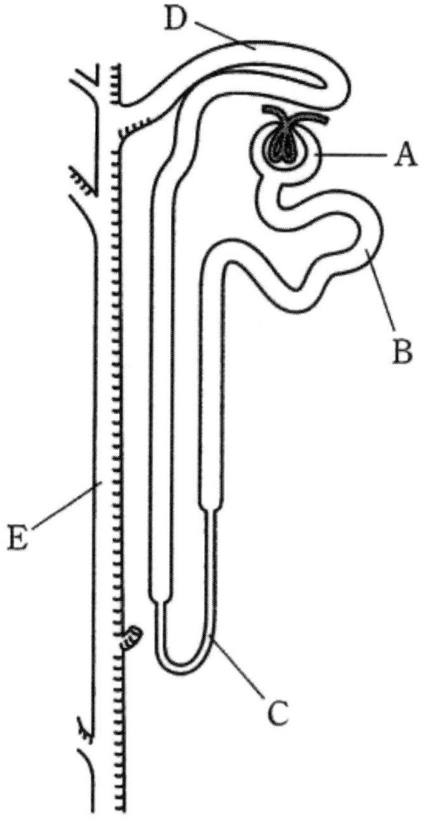

◆キーワード

腎臓　ネフロン　尿細管　再吸収

◆解　説

腎臓の最小単位はネフロンと呼ばれ、２つの腎臓で約200万個にもなる。ネフロンは糸球体と尿細管からなる。糸球体を取り囲む袋状の構造物がボーマン嚢（図のA）で糸球体とあわせて腎小体と呼ばれる。腎小体に続く尿細管が近位尿細管（図のB）で、さらにヘンレ係蹄（図のC)、遠位尿細管（図のD）と移行し、集合管（図のE）につながる。糸球体では、血液中の有形成分やタンパク質や脂肪などの巨大分子以外ほぼ全て濾過されるため、その他の生体に必要な物質は尿細管で再吸収される。原尿のうち99%が尿細管で再吸収されている。近位尿細管では70%の水分とNa、ほぼ全てのグルコース、アミノ酸などが再吸収され、ヘンレ係蹄ではNaの20%と、水5%が再吸収される。遠位尿細管と集合管で残りのNaと水が再吸収される。糸球体を通過する血漿のうち約20%は、原尿としてボーマン嚢へ濾過される。

［正解　2］

<文　献>
二宮石雄ほか　編：スタンダード生理学 第２版．文光堂．2009．P189～P196

◆過去５年間に出題された関連問題

［２５回－午前－問題７］

[２７回－午後－問題９] 肝・胆・膵について**誤っている**のはどれか。(医学概論)

1. 門脈は肝臓に入る。
2. 胆嚢は胆汁を産生する。
3. 膵臓は胃の背側にある。
4. 肝右葉は左葉よりも大きい。
5. 膵液は十二指腸内腔に排出される。

◆キーワード

肝門脈系　胆汁　膵液

◆解　説

1. 肝臓への血液供給は固有肝動脈と門脈からなる。門脈は消化管で吸収された物質を肝臓へ運んでいる。なお、肝臓からの血液は肝静脈を経て、下大静脈へと入る。
2. 胆嚢は肝臓で産生された胆汁を貯蔵し、濃縮する役割を担っている。
3. 膵臓は胃より背側にあり、十二指腸から脾臓の方に向かって伸びている。
4. 肝臓の前面には肝鎌状間膜があり、これが左葉と右葉とを分けているが、右葉のほうが左葉よりも大きい。
5. 膵臓で産生された膵液は、膵管を経た後、十二指腸乳頭部から十二指腸内腔へ分泌される。

［正解　２］

＜文　献＞

F. H. マティーニほか　著：カラー人体解剖学 構造と機能 ミクロからマクロまで. 西村書店. 2007. 22、25 章

◆過去５年間に出題された関連問題

該当なし

［２７回－午後－問題１０］ 創傷治癒を遅らせる因子はどれか。（臨床医学総論）

a. 糖尿病

b. 低タンパク血症

c. 妊 娠

d. 高血圧

e. 副腎皮質ステロイド薬の投与

1. a、b、c　2. a、b、e　3. a、d、e　4. b、c、d　5. c、d、e

◆キーワード

創傷治癒

◆解 説

創傷治癒は、外的刺激によって離断・離開された損傷からの組織の治癒過程をいう。

その過程は時間的推移から、①初期相（凝固止血期）、②滲出相（炎症期）、③増殖相（肉芽形成期）、④瘢痕形成相（組織再構築期）、⑤収縮相（瘢痕期）に分類される。

創傷治癒を遅延させる因子として、下記のものがあげられる。

・全身的因子

低栄養、糖尿病、腎不全、ビタミンC欠乏、Cu・Fe・Znなどの微量元素の不足、ステロイド剤・抗癌剤などの薬剤投与

・局所因子

止血不良、異物・壊死組織の存在、感染、局所の循環障害、創部への張力

a. 異化亢進による蛋白質合成低下、高血糖による組織酸素濃度の低下、免疫能の低下、動脈硬化による血流低下、末梢神経障害等により、創傷治癒は遅延する。

b. 肉芽組織、毛細血管、表皮などの全ての細胞や組織を構成する蛋白質の不足により創傷治癒は遅延する。

c. 直接関与しない。

d. 低血圧は創傷治癒の遅延因子であるが、高血圧は直接関与しない。

e. 抗炎症作用を期待して使用されるが、反面、創傷治癒の遅延や易感染性が問題となる。

［正解 2］

＜文 献＞

篠原一彦ほか 編：臨床工学講座 臨床医学総論. 医歯薬出版. 2012. P33

◆過去５年間に出題された関連問題

［２３回－午後－問題１０］ ［２４回－午後－問題４］ ［２４回－午後－問題１０］

［２７回－午後－問題１１］ 慢性閉塞性肺疾患（COPD）について正しいのはどれか。（臨床医学総論）

a. 最大換気量の増加
b. １秒率の低下
c. 気道抵抗の増加
d. 静肺コンプライアンスの増加
e. ピークフローの増加

1. a、b、c　　2. a、b、e　　3. a、d、e　　4. b、c、d　　5. c、d、e

◆キーワード

慢性閉塞性肺疾患（COPD）

◆解　説

慢性閉塞性肺疾患（COPD：Chronic Obstructive Pulmonary Disease）は、タバコ煙を主とする有害物質を長期に吸入曝露することで生じた肺の炎症性疾患である。

末梢気道病変と気腫性病変が様々な割合で複合的に作用することにより起こり、進行性で正常に復することのない気流閉塞を呈する。

肺気腫、慢性気管支炎、末梢気道疾患が含まれる。気道閉塞性障害を来す疾患全てが含まれるわけではなく、以前は気管支喘息も含まれていたが、現在は除外されている。

肺機能検査では１秒率（$FEV_{1.0\%}$）の低下、残気量の増加、最大換気量の減少、気道抵抗の増加が見られる。

a. 空気とらえこみ現象（不十分な呼出による肺活量に対する努力性肺活量の低下）のため、最大換気量は低下する。
b. １秒率は低下し、70%未満となる。
c. 特に呼吸細気管支を中心とする末梢気道抵抗の上昇が見られる。
d. 肺実質の破壊に伴う肺弾性収縮圧低下により、静肺コンプライアンスは増加する。
e. ピークフローとは肺からの努力性最大呼気流量（できるだけ速く息を吐いたときの最大流量）で、気道狭窄の指標となる。COPD では気道狭窄による気道抵抗上昇のため、ピークフローは減少する。

［正解　4］

<文　献>

篠原一彦ほか　編：臨床工学講座　臨床医学総論．医歯薬出版．2012．P56～P59

◆過去５年間に出題された関連問題

［２４回－午後－問題１１］　［２６回－午前－問題１２］

［２７回－午後－問題１２］ 喫煙が発症の重要因子と考えられるのはどれか。（臨床医学総論）

a. ニューモシスチス肺炎
b. 気管支喘息
c. 慢性気管支炎
d. 肺気腫
e. 原発性肺癌

1. a、b、c　2. a、b、e　3. a、d、e　4. b、c、d　5. c、d、e

◆キーワード

喫煙関連疾患

◆解　説

喫煙は各種の癌や虚血性心疾患、呼吸器疾患、脳卒中、歯周病の他、流早産など妊娠に関連した異常など、様々な病気の危険因子であり、また、喫煙者のみならず非喫煙者の受動喫煙も問題となっている。

WHO（世界保健機構）においても、「病気の原因の中で予防可能な最大の単一の原因」と位置づけられ、2003年には「たばこの規制に関する世界保健機関枠組条約」が採択されるなど、世界的な問題として取り組まれている。

我が国においては、健康増進法による受動喫煙の防止、IC カード式成人識別たばこ自動販売機の導入による未成年者の喫煙防止、禁煙治療への保険適用等による禁煙支援などの対策がとられている。

喫煙の有害性
・脳血管系 … 脳卒中（脳出血、脳梗塞）
・頭頸部 … 歯周病、喉頭癌、咽頭がん
・呼吸器系 … 肺癌、COPD
・循環器系 … 虚血性心疾患
・消化器系 … 胃・十二指腸潰瘍、胃癌、膵臓癌、肝臓癌
・泌尿器・生殖器系 … 膀胱癌、子宮頸部癌
・胎児への影響 … 妊娠合併症、流早産、死産、低出生体重児、先天異常
・その他 … 一酸化炭素血症、ニコチン依存症

a. ニューモシスチス肺炎は真菌の一種であるニューモシスチス・イロヴェチによって引き起こされる肺炎で日和見感染症である。喫煙は発症に直接関与しない。
b. 気管支喘息はアレルギー性疾患であり、喫煙はその増悪には大きく関与するが発症には直接関与しない。

［正解　5］

<文　献>

篠原一彦ほか　編：臨床工学講座　臨床医学総論. 医歯薬出版. 2012. P49～P66
医療情報科学研究所 編：公衆衛生がみえる 第1版. メディックメディア. 2014. P184

◆過去５年間に出題された関連問題

［２５回－午前－問題１２］

［２７回－午後－問題１３］ Fallot 四徴症について**誤っている**のはどれか。(臨床医学総論)

1. 肺動脈狭窄
2. 右室肥大
3. 心房中隔欠損
4. 大動脈騎乗
5. 心室中隔欠損

◆キーワード

ファロー四徴症　シャント性心疾患

◆解　説

ファロー四徴症（TOF : Tetralogy of Fallot）は先天性心疾患の一つで、胎生期に円錐中隔の前方偏位が起こり、肺動脈流出路の狭窄が生じ、また、偏位した円錐中隔下には心室中隔欠損が生じ、大動脈が右室に騎乗したもの。

①肺動脈狭窄、②心室中隔欠損、③大動脈騎乗、④右室肥大の４つの特徴を持つため四徴症とよばれる。

心室中隔欠損をもつためシャント性心疾患に分類されるが、通常の（アイゼンメンジャー化していない）心室中隔欠損が左→右シャントであるのに対して、肺動脈狭窄による肺血流量低下のために**右→左シャント**を呈する。また、右室圧の上昇により右室肥大を生じる。

3. 心房中隔欠損は生じない。

［正解　3］

＜文　献＞

篠原一彦ほか　編：臨床工学講座　臨床医学総論. 医歯薬出版. 2012. P110

◆過去５年間に出題された関連問題

［２６回－午後－問題１３］

［２７回－午後－問題１４］　輸液が最も奏効する血行動態はどれか。（臨床医学総論）

	肺動脈楔入圧［mmHg］	心係数［L/min/m^2］
1.	25	2.6
2.	20	1.6
3.	18	3.0
4.	16	2.8
5.	10	1.4

◆キーワード

Forrester 分類　心係数　肺動脈楔入圧

◆解　説

Forrester 分類は、心不全の重症度を心係数（CI）、肺動脈楔入圧（PAWP）という血行動態の指標に基づいて分類したもの。急性心不全に広く適応される。末梢循環の維持には心係数 2.2 L / min / m^2 以上が必要であり、かつ、肺動脈楔入圧は 18 mmHg 以上で肺うっ血を生じることを根拠に数値が設定されている。

心係数、肺動脈楔入圧ともに肺動脈カテーテル（スワン・ガンツカテーテル）を用いて計測することができる。基準値は心係数 3.5±0.7 L / min / m^2、肺動脈楔入圧 4～12 mmHg である。

急性心筋梗塞後の心不全に対する治療指針

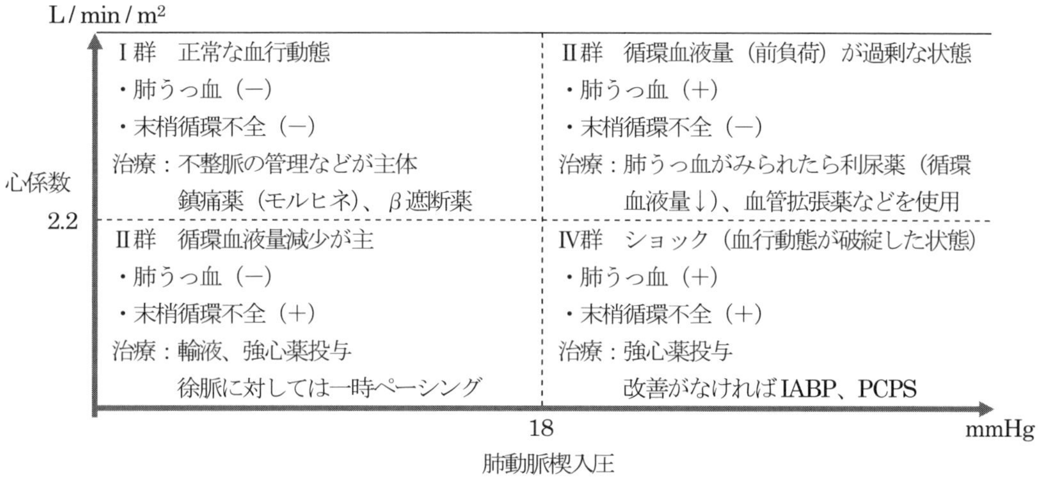

L / min / m2
Ⅰ群　正常な血行動態
・肺うっ血（－）
・末梢循環不全（－）
治療：不整脈の管理などが主体
鎮痛薬（モルヒネ）、β遮断薬
Ⅱ群　循環血液量（前負荷）が過剰な状態
・肺うっ血（＋）
・末梢循環不全（－）
治療：肺うっ血がみられたら利尿薬（循環血液量↓）、血管拡張薬などを使用
心係数
2.2
Ⅱ群　循環血液量減少が主
・肺うっ血（－）
・末梢循環不全（＋）
治療：輸液、強心薬投与
徐脈に対しては一時ペーシング
Ⅳ群　ショック（血行動態が破綻した状態）
・肺うっ血（＋）
・末梢循環不全（＋）
治療：強心薬投与
改善がなければ IABP、PCPS
18
mmHg
肺動脈楔入圧

1. 肺うっ血と心拍出には問題がないため、循環血液量過多である。輸液は逆効果となる。
2. 肺うっ血と低心拍出の混合で、強心薬が必要となる。
3. 心拍出には問題がないが、循環血液量は上限に近いため輸液は不要である。
4. 正常範囲で、特に輸液の必要はない。
5. 循環血液量の不足による低心拍出であり、輸液が奏効する。

［正解　5］

<文　献>

医療情報科学研究所 編：病気がみえる vol.2 循環器 第３版．メディックメディア．2013．P67

◆過去５年間に出題された関連問題

該当なし

［２７回－午後－問題１５］ ホルモンの分泌低下によって生じる疾患はどれか。（臨床医学総論）

1. 先端巨大症
2. クッシング症候群
3. バセドウ病
4. 原発性アルドステロン症
5. アジソン病

◆キーワード

先端巨大症　クッシング症候群　バセドウ病　原発性アルドステロン症　アジソン病

◆解　説

先端巨大症は下垂体前葉ホルモンである成長ホルモン（GH）が分泌過剰となる。発症が骨の骨端線閉鎖前では巨人症に、閉鎖後では先端肥大症になる。ほとんどはGH産生下垂体腺腫による。クッシング症候群は副腎グルココルチコイドが過剰となる。ACTH（副腎皮質刺激ホルモン）産生腫瘍によるACTH依存性のものと、副腎皮質の腺腫、癌、過形成によるACTH非依存性のものがある。下垂体ACTH産生腺腫によるものを特にクッシング病と言う。バセドウ病はTSH（甲状腺刺激ホルモン）に対するレセプターに対する自己抗体によって甲状腺が刺激される事により甲状腺ホルモンが過剰となる疾患である。原発性アルドステロン症は副腎皮質球状層由来の腺腫または過形成によりアルドステロンが過剰に分泌される。以上４疾患はいずれもホルモン分泌過剰となる。一方、アジソン病は両側副腎の後天性慢性的病変により副腎皮質ホルモンの分泌低下を来たした疾患であり、自己免疫、結核、癌転移、アミロイドーシス、サルコイドーシスなどが原因となる。

1. GH分泌過剰により、先端巨大症様顔貌、手足の容積増大を来たし、耐糖能異常、高血圧、睡眠時無呼吸症候群などを呈する。
2. 副腎グルココルチコイド過剰により、満月用顔貌、中心性肥満、皮膚線条、ニキビなどを来たし、耐糖能異常、高血圧、骨粗鬆症、白血球増加、好酸球減少などを呈する。
3. 甲状腺ホルモン過剰状態で甲状腺腫、眼球突出、頻脈が三徴とされる。
4. アルドステロン過剰により、高血圧、低K血症をきたす。高血圧全体の5%以上を占める。
5. 慢性的に副腎皮質ホルモンの分泌低下があり、低血糖、低血圧、低Na血症、高K血症、ACTH上昇による色素沈着などを来たす。

［正解　5］

＜文　献＞

篠原一彦ほか　編：臨床工学講座　臨床医学総論．医歯薬出版．2012．P131～P144

◆過去５年間に出題された関連問題

［２４回－午前－問題１３］

［２７回－午後－問題１６］ 感染症と原因微生物との組合せで正しいのはどれか。（臨床医学総論）

a. 鼠径リンパ肉芽腫症 —— クラミジア
b. ツツガムシ病 ———— マイコプラズマ
c. トラコーマ ———— スピロヘータ
d. ハンセン病 ———— マイコバクテリウム
e. 発疹チフス ———— リケッチア

1. a、b、c　2. a、b、e　3. a、d、e　4. b、c、d　5. c、d、e

◆キーワード

クラミジア　マイコプラズマ　スピロヘータ　マイコバクテリウム　リケッチア

◆解　説

クラミジアはトラコーマ、性器クラミジア感染症（非淋菌性尿道炎、子宮頚管炎、子宮内膜炎）、新生児クラミジア感染症（新生児封入体性結膜炎・間質性肺炎）、鼠径リンパ肉芽腫、オウム病肺炎、気管支炎、上気道炎などの原因となる。マイコプラズマは肺炎、スピロヘータは梅毒、ワイル病（黄疸出血性レプトスピラ症）、マイコバクテリウムは結核症、非結核性抗酸菌症、ハンセン病、リケッチアはツツガムシ病、Q熱、発疹チフスの原因となる。

a. クラミジアを原因とするアフリカ、東南アジアに多い性感染症で陰部潰瘍、鼠径リンパ節腫大などを来たす。
b. リケッチアを原因としツツガムシにより媒介される。血管炎を引き起こし、重症化すると播種性血管内凝固症候群を来たし、致死的となる。
c. クラミジアを原因とする慢性角結膜炎。
d. マイコバクテリウムに属するライ菌を原因とし、皮膚、末梢神経、上気道、精巣を侵襲し、容貌が大きく変化する。
e. リケッチアを原因とし、高熱、頭痛、筋肉痛、紅斑性発疹を来たす。

［正解　3］

<文　献>

岡庭　豊　編：イヤーノート2015　内科・外科編．メディックメディア．2014．H-60、64、65
杉本恒明ほか　編：内科学 第９版．朝倉書店．2007．P326

◆過去５年間に出題された関連問題

［２６回－午前－問題１６］

［27回－午後－問題17］ 慢性腎臓病の原因となる疾患で**ない**のはどれか。(臨床医学総論)

1. 糖尿病
2. 胃・十二指腸潰瘍
3. 高尿酸血症
4. アミロイドーシス
5. 全身性エリテマトーデス

◆キーワード

慢性腎臓病

◆解　説

慢性腎臓病とは以下の①②の片方または両方を満たす状態が3ヵ月以上持続する場合をいう。

①障害を示唆する所見（検尿異常、画像異常、血液異常、病理所見）が明らかである。

②腎機能低下（GFR＜$60ml/min/1.73m^2$）がある。

日常診療においてGFRは以下の推算式を使用する。クレアチニン値（Cr）は酵素法が標準。

$$eGFR(ml/min/1.73m^2) = 194 \times Cr^{-1.094} \times 年齢^{-0.287}(女性の場合は\times 0.739)$$

1. 糖尿病の3大合併症には、腎症、網膜症、神経症があり、慢性腎臓病の原因となる。
2. 胃、十二指腸粘膜に潰瘍性病変をきたす疾患であり、慢性腎臓病の直接的な原因とはならない。
3. 高尿酸血症があると尿酸が腎の間質に沈着し尿細管機能障害や尿濃縮能障害を来たし、また尿路結石の原因ともなる。慢性腎臓病の原因となる。
4. アミロイドーシスでは免疫グロブリン軽鎖由来のALアミロイドーシスでも炎症性蛋白由来のAAアミロイドーシスでもアミロイドが腎に沈着し、ネフローゼ症候群や腎不全をきたし、慢性腎臓病の原因となる。
5. 代表的な膠原病であり、ループス腎炎を合併する。他に腎障害を来たしやすい膠原病として、顕微鏡的多発血管炎、多発血管炎性肉芽腫症、全身性硬化症、シェーグレン症候群などがある。慢性腎臓病の原因となる。

［正解　2］

＜文　献＞

篠原一彦ほか　編：臨床工学講座　臨床医学総論．医歯薬出版．2012．P159～P160

◆過去5年間に出題された関連問題

該当なし

［２７回－午後－問題１８］ 尿路感染症のリスク因子はどれか。（臨床医学総論）

a. 糖尿病

b. 高血圧症

c. 多量の飲水

d. 神経因性膀胱

e. カテーテル留置

1. a、b、c　2. a、b、e　3. a、d、e　4. b、c、d　5. c、d、e

◆キーワード

尿路感染症

◆解　説

腎、尿管、膀胱、尿道の感染症を尿路感染症と言い、尿路の通過障害、異物や結石の存在、易感染状態、免疫抑制状態が危険因子となる。具体的な危険因子は以下の通り。

①尿路通過障害：結石、腫瘍、膀胱尿管逆流症、馬蹄腎、前立腺肥大、神経因性膀胱

②尿道カテーテル留置

③妊娠

④糖尿病

⑤薬剤：ステロイド薬、免疫抑制薬

a. 糖尿病自体は易感染状態である。また糖尿病性神経症が原因で神経因性膀胱を来たすことがあり、これも尿路感染のリスクとなる。

b. 高血圧症が直接尿路感染のリスクとなる事はない。

c. 多量の飲水は尿路通過障害がなければ排尿が促進され、洗い流し効果が期待されるので、尿路感染時には、むしろ推奨される。尿路感染のリスクとはならない。

d. 排尿に関する神経障害に起因する蓄尿、排尿障害を言う。排尿機能が障害されると残尿が多量となり、感染が起きやすくなる。

e. 院内で発症する尿路感染症の 80%以上は尿道カテーテル留置によるとされ、明らかなリスク因子である。

［正解　3］

<文　献>

岡庭　豊 編：イヤーノート 2015　内科・外科編. メディックメディア. 2014. E-111

◆過去５年間に出題された関連問題

［２２回－午後－問題１６］　［２６回－午前－問題１８］

［２７回－午後－問題１９］ ヘリコバクター・ピロリ菌の除菌治療が有効とされる疾患はどれか。(臨床医学総論)

1. 食道静脈瘤
2. 胃潰瘍
3. 慢性肝炎
4. 解離性大動脈瘤
5. 慢性骨髄性白血病

◆キーワード

ヘリコバクター・ピロリ菌

◆解　説

ヘリコバクター・ピロリ（HP）菌に関連した疾患の知識を問われる問題。HP 菌は微好気性グラム陰性らせん状桿菌。多くは胃粘膜内に存在し、ウレアーゼ活性を有し、胃内の尿素をアンモニアと二酸化炭素に分解し、胃酸より自己を守っている。胃炎、胃・十二指腸潰瘍、胃癌、胃 MALT リンパ腫、胃過形成性ポリープ、特発性血小板減少症の発症に関連する。従ってこれらの疾患では HP 菌の除菌が有効と想定される。除菌はアモキシシリン、クラリスロマイシンの２剤の抗菌薬とプロトンポンプインヒビターの３剤併用療法が第一選択である。

［正解　2］

<文　献>

篠原一彦ほか　編：臨床工学講座　臨床医学総論．医歯薬出版．2012．P188

◆過去５年間に出題された関連問題

該当なし

［２７回－午後－問題２０］ 溶血性貧血の原因となるのはどれか。(臨床医学総論)

a. 血友病
b. 甲状腺機能亢進症
c. ビタミンK欠乏
d. 鎌状赤血球症
e. 人工弁移植

1. a、b　2. a、e　3. b、c　4. c、d　5. d、e

◆キーワード

溶血性貧血　鎌状赤血球症

◆解　説

赤血球が本来の寿命を迎える前に破壊されてしまうために生じる貧血を溶血性貧血という。

主な溶血性貧血

・先天性　遺伝性球状赤血球症（先天的な赤血球膜異常により赤血球が球状となり脾臓で破壊される）
　サラセミア（先天的なヘモグロビン異常により生じる。標的赤血球と呼ばれる特徴的な形態を示す）
　鎌状赤血球症（先天的なヘモグロビン異常により生じる。赤血球は三日月型になる）

・後天性　発作性夜間血色素尿症（赤血球膜の後天的異常により赤血球が夜間に破壊される）
　自己免疫性溶血性貧血（赤血球膜に対する異常な自己抗体により赤血球が破壊される）
　血液型不適合輸血（血漿中の抗A抗体あるいは抗B抗体により輸血された赤血球が破壊される）
　赤血球破砕（機械式人工弁、DIC、溶血性尿毒症症候群などに伴い赤血球が破壊される）

a. 血友病では、先天的な凝固因子欠乏により二次止血障害を生じる（血友病 A：Ⅷ因子欠乏・血友病 B：Ⅸ因子欠乏）。溶血は生じない。ちなみに二次止血障害では関節内出血や筋肉内出血など深部出血を生じる。
b. 甲状腺から甲状腺ホルモンが過剰分泌されることにより生じるのが甲状腺機能亢進症である。甲状腺細胞に存在するTSH受容体に対する異常な自己抗体が原因であることが多い（バセドウ病）。溶血は生じない。
c. ビタミンKは、凝固因子Ⅱ因子・Ⅶ因子・Ⅸ因子・Ⅹ因子の産生に必須である。ビタミンKが欠乏するとこれら凝固因子が欠乏し、出血傾向を生じる。溶血は生じない。ちなみに、ビタミンK欠乏を人工的に作り出す薬剤がワルファリンである。機械式人工弁や心房細動での血栓形成予防などに用いられる。
d. 溶血を生じる。
e. 機械式人工弁を血液が通過する際の機械的刺激により赤血球が破壊される。

［正解　5］

<文　献>

篠原一彦ほか　編：臨床工学講座　臨床医学総論．医歯薬出版．2012．P237～P238

◆過去５年間に出題された関連問題

該当なし

［２７回－午後－問題２１］ パルスオキシメータが麻酔中のモニタとして有効で**ない**のはどれか。(臨床医学総論)

a. 酸塩基平衡異常
b. 麻酔ガス濃度
c. 片肺挿管
d. 気　胸
e. 空気塞栓

1. a、b　2. a、e　3. b、c　4. c、d　5. d、e

◆キーワード

パルスオキシメータ　片肺挿管　気胸　空気塞栓

◆解　説

パルスオキシメータは、動脈血中酸素飽和度のモニタリングとして重要である。二酸化炭素分圧や酸素分圧を測定する機器ではない。

a. 酸塩基平衡異常は、血液中の pH が正常値を外れた状態でありその原因により呼吸性、代謝性、混合性の原因に分けられる。酸塩基平衡異常の診断には、pH、HCO_3^-、$PaCO_2$、アニオンギャップが有用である。
b. 麻酔ガス濃度は、カプノグラフィーと合わせて麻酔ガスの赤外線吸収法、ラマン光分析などによって術中モニタリングが行われている。麻酔ガスモニタにおいてパルスオキシメータの値も関連するが直接的ではない。
c. 片肺挿管は、気管支の左右の角度が異なることにより（左の分岐角度が右より大きい）主に右主気管支へ深く挿管チューブを挿入することにより低酸素血症を招いてしまうことを言う。挿管当初から、左肺部の呼吸音が聞き取れないことから診断されるが、見過ごされた場合、引き続いて発生する低酸素血症は酸素飽和度の低下としてパルスオキシメータは有効である。また、右肺の過剰な膨張によって気胸を来すこともある。
d. 気胸は、肺から空気が漏れ胸腔にたまり胸腔内圧の陰圧を作りだせない（肺が拡張できない）ことから呼吸困難や酸素飽和度（酸素分圧）の低下をきたすためパルスオキシメータが有用である。
e. 空気塞栓は、血管内に生じた気泡によって血流が阻害されることをいう。特に肺に生じた場合（空気または血栓でも）酸素飽和度や動脈血中酸素分圧が低下することからパルスオキシメータが有用である。

［正解　1］

<文　献>

石原　謙ほか　編：臨床工学講座　生体計測装置学．医歯薬出版．2013．P155～P163

◆過去５年間に出題された関連問題

［２４回－午後－問題２１］

［２７回－午後－問題２２］ 意識状態を示すJapan Coma Scale（JCS）で「刺激をしても覚醒しない状態で、痛み刺激に対し、払いのけるような動作をする」のはどれか。（臨床医学総論）

1. 1
2. 10
3. 30
4. 100
5. 300

◆キーワード

意識障害　Japan Coma Scale（JCS）

◆解　説

意識障害の評価方法として、3－3－9度方式（ジャパン・コーマ・スケール：JCS）とグラスゴー・コーマ・スケール（GCS）の２つがある。

3－3－9度方式（JCS：Japan Coma Scale）

I	刺激しないでも覚醒している。	
	1	大体意識清明だが、いまひとつはっきりとしない。
	2	見当識障害がある（日時、場所等が判らない）。
	3	自分の名前、生年月日が言えない。
II	刺激すると覚醒するが刺激をやめると眠り込む。	
	10	呼びかけで容易に開眼する。 （開眼しない時、簡単な動作に応じたり言葉も出るが間違いが多い）
	20	痛み刺激で開眼する。（開眼しない時、簡単な命令に応じる）
	30	強い刺激を続けてかろうじて開眼する。
III	刺激をしても覚醒しない。	
	100	痛み刺激に対し、払いのける動作をする。
	200	痛み刺激に対し、少し手足を動かしたり、顔をしかめたりする。
	300	痛み刺激に反応しない。

［正解　4］

＜文　献＞

篠原一彦ほか　編：臨床工学講座　臨床医学総論．医歯薬出版．2012．P274

◆過去５年間に出題された関連問題

［２２回－午前－問題１５］　［２５回－午前－問題２２］

［２７回－午後－問題２３］ 手指消毒に**適さない**のはどれか。(臨床医学総論)

1. 逆性石けん
2. グルタルアルデヒド
3. エタノール
4. クロルヘキシジン
5. ポビドンヨード

◆キーワード

手指消毒

◆解　説

グルタルアルデヒドは、ホルムアルデヒドやアセトアルデヒドと同じカルボニル化合物で、単独では無色粘稠液体であり強い刺激臭を有している。臨床では消毒作業を行いやすくするために、1%～50%の水溶液として用いられている。また、ホルムアルデヒド（ホルマリン）と同様に非常に反応性が高い化学物質であり、タンパク質と即座に反応して強いタンパク質変性作用を有する。このため多くの微生物に対する殺菌活性があり、粘膜や皮膚に対する腐食性や気道への刺激性を有する化学物質である

1. 逆性石けんは、手指消毒に用いられる。一般の石けんは水に溶けて陰イオンを生じるのに対し、逆性石けんは陽イオンを生じる。一般細菌など広範な微生物に対して殺菌作用を有する。
3. エタノールは皮膚消毒にも用いられるアルコール系消毒薬である。粘膜に対して刺激を有するため使用されない。
4. クロルヘキシジンは0.5%クロルヘキシジン・エタノール液として、手指・皮膚消毒に用いられ、粘膜の創傷部位への適用は禁忌である。
5. ポビドンヨードは、手指の他に手術部位への消毒に用いられる。

［正解　2］

<文　献>

大久保憲　監：消毒薬テキスト．協和企画．2008.
伊藤寛伊　編：[改訂]消毒と滅菌のガイドライン．へるす出版．2005．P80～P102

◆過去５年間に出題された関連問題

［２２回－午後－問題１０］　［２３回－午後－問題２２］　［２５回－午後－問題２３］

［２７回－午後－問題２４］ 動脈血液ガス分析データを示す。

pH＝7.23、PaO_2＝52mmHg、$PaCO_2$＝68mmHg、HCO_3^-＝28mEq/L

考えられるのはどれか。（臨床医学総論）

1. 代謝性アシドーシス
2. 代謝性アルカローシス
3. 呼吸性アシドーシス
4. 呼吸性アルカローシス
5. 正常血液ガス値

◆キーワード

代謝性アシドーシス　代謝性アルカローシス　呼吸性アシドーシス　呼吸性アルカローシス

◆解　説

アシドーシス・アルカローシスは下記のように考える。

（まずpHを見てアシドーシス・アルカローシスを確定する）

pH が 7.35 以下 → アシドーシス

pH が 7.45 以上 → アルカローシス

（次に$PaCO_2$を見る）

$PaCO_2$が 35 以下 → 呼吸性アルカローシス、または 代謝性アシドーシス＋呼吸性代償

（上記どちらかは pH を見て判断）

$PaCO_2$が 45 以上 → 呼吸性アシドーシス、または 代謝性アルカローシス＋呼吸性代償

（上記どちらかは pH を見て判断）

（もし$PaCO_2$が 35－45 であった場合はHCO_3^-を見る）

HCO_3^-が 20 以下 → 代謝性アシドーシス、または 呼吸性アルカローシス＋代謝性代償

（上記どちらかは pH を見て判断）

HCO_3^-が 30 以上 → 代謝性アルカローシス、または 呼吸性アシドーシス＋代謝性代償

（上記どちらかは pH を見て判断）

本問では「pH＝7.23」と「7.35 以下」であるから「アシドーシス」。次いで「$PaCO_2$＝68mmHg」と「45 以上」なので「呼吸性アシドーシス」となる。ちなみに$PaCO_2$は酸塩基平衡の診断に関係しない。

［正解　3］

<文　献>

広瀬　稔ほか　編：臨床工学講座　生体機能代行装置学　呼吸療法装置学．医歯薬出版．2014．P42

◆過去５年間に出題された関連問題

該当なし

［27回－午後－問題25］ アフェレシス療法の適応となる疾患はどれか。(臨床医学総論)

a. 気管支喘息
b. クローン病
c. 重症筋無力症
d. 関節リウマチ
e. アトピー性皮膚炎

1. a、b、c　2. a、b、e　3. a、d、e　4. b、c、d　5. c、d、e

◆キーワード

アフェレシス療法　クローン病　重症筋無力症　悪性関節リウマチ

◆解　説

アフェレシス療法とは腎不全治療以外の体外循環技術を応用した血液浄化療法であり、**血漿交換療法、血漿吸着療法、血液吸着療法、血球成分除去療法**に分類される。血漿交換療法は単純血漿交換と二重膜濾過法があり、代謝産物や自己免疫疾患による異常な免疫グロブリン成分の除去と血漿に不足している正常因子の補充が目的で、置換補充液に新鮮凍結血漿やアルブミン製剤を用いる。**血漿交換療法**の適応は、肝疾患、全身性エリテマトーデス、悪性関節リウマチなどがある。**血漿吸着療法**は、単純血漿交換で分離した血漿を吸着器へ灌流し、カラム中の吸着体と被吸着物質（自己免疫疾患関連グロブリンをはじめビリルビンや低比重リポ蛋白質）を結合させ除去する。**血液吸着療法**は血液を直接吸着カラムへ灌流させ、薬物の他エンドトキシンやβ_2ミクログロブリンを選択的に吸着除去する。さらに、**白血球系細胞除去療法**は血液を直接酢酸セルローズビーズやポリエチレンテレフタレート不織布を留置したカラムへ灌流させ、活性化白血球や血小板を除去する。

a. 気管支喘息は即時型（I型アレルギー）の反応であり、薬物療法など対症療法で効果が得られるため、アフェレシス療法の適応ではない。
b. 難治性クローン病や難治性潰瘍性大腸炎の患者に対し白血球成分除去療法の適応がある。
c. 薬物療法で抗アセチルコリン受容体抗体の産生抑制が出来ない場合、血漿交換や血漿吸着（トリプトファン固定化カラム）療法の適応がある。
d. 薬剤療法で難治性の悪性関節リウマチに対し、血漿交換や血漿吸着（フェニルアラニン固定化カラム）療法の適応がある。
e. アトピー性皮膚炎は、表皮の特異的アレルギー反応で、薬剤療法で症状が抑制できるため、アフェレシス療法の適応ではない。

［正解　4］

<文　献>
竹澤真吾ほか　編：臨床工学講座　生体機能代行装置学　呼吸療法装置学．医歯薬出版．2011．P267～P269

◆過去5年間に出題された関連問題

［22回－午前－問題79］

［２７回－午後－問題２６］ 生体電気信号増幅器の入力インピーダンスについて正しいのはどれか。(生体計測装置学)

a. 大きさは入力信号の周波数に依存する。

b. 電極接触インピーダンスよりも十分大きくする。

c. 入力電圧と入力電流の波形から位相特性がわかる。

d. 単位にはデシベルを用いる。

e. 入力部に電界効果トランジスタを使うと小さくなる。

1. a、b、c　2. a、b、e　3. a、d、e　4. b、c、d　5. c、d、e

◆キーワード

増幅器　入力インピーダンス　電極接触インピーダンス　位相特性

◆解　説

信号源インピーダンスをZs、増幅器の入力インピーダンスをZi、信号源電圧をVs、入力信号電圧をViとすると、Vi＝Vs・Zi/（Zs＋Zi）となり、電極接触インピーダンス＋信号源インピーダンスに対して入力インピーダンスを十分に大きくしないと、信号振幅の減衰と波形歪みが生じることになる。入力インピーダンスをもつ増幅度１の増幅器をバッファ増幅器といい、バイポーラではなく電界効果トランジスタ（FET）のような半導体素子が使用される。

a. Z（＝ V/I）は寄生キャパシタンスおよび寄生インダクタンスによりリアクタンス成分を有し、純抵抗性ではないため周波数依存性が生じる。

b. Zi＞＞Zsにすることにより、Vi=Vsが実現する。

c. 交流に対するオームの法則から、V/I＝Z（複素インピーダンス）となり、入力電圧と入力電流の波形の時間的ずれから、Zの位相が求まる。

d. 単位はΩである。

e. 電界効果トランジスタ（FET）はバイポーラ型に比べて入力インピーダンスが大きい。

［正解　1］

＜文　献＞

石原　謙　編：臨床工学講座　生体計測装置学．医歯薬出版．2013．P54

小野哲章ほか　編：臨床工学技士標準テキスト 第２版．金原出版．2012．P427

◆過去５年間に出題された関連問題

［２６回－午後－問題２５］　［２６回－午後－問題２６］

［27回－午後－問題27］　心電図モニタにおいて心拍数のカウントに影響を及ぼす可能性が**ない**のはどれか。（生体計測装置学）

1. 体動の発生
2. 心電図のT波の増高
3. 電気メスの使用
4. ペースメーカの使用
5. パルスオキシメータの使用

◆キーワード

心電図モニタ　心拍数　T波

◆解　説

正確な診断を行なうための標準 12 誘導心電計に比較すると、心電図モニタは監視目的に重点が置かれ、呼吸・体動等の生体に起因するアーチファクトの影響を受けにくく、また周辺機器による電磁干渉に対する耐性も向上している。しかし、使用状況・環境によっては種々のトラブルが発生する可能性があり注意が必要である。

1. 筋電図や体動により心電図モニタの波形に雑音が混入し、間違った心拍数が表示されることがある。
2. T 波が増高していると QRS 群と誤って検出され、ダブルカウントによって心拍数が 2 倍に表示されることがある。
3. 心電図モニタ回路の自己整流作用により、電気メスの高周波 QRS 群に似たスパイク状の波形が生じ、心拍数の計数に対して影響することが知られている。
4. ペースメーカ心電図のスパイクが混入することにより異常が発生する場合がある。
5. パルスオキシメータは光（近赤外および赤）を使用しており、電磁干渉は原理的に無視できる。

［正解　5］

＜文　献＞
石原　謙　編：臨床工学講座　生体計測装置学. 医歯薬出版. 2013. P61

◆過去５年間に出題された関連問題

［22回－午後－問題26］　［23回－午前－問題28］　［25回－午前－問題28］

［２７回－午後－問題２８］ トランジットタイム型超音波血流計について正しいのはどれか。（生体計測装置学）

1. ドプラ効果を利用して流速を計測する。
2. 流路の上流と下流に配置された振動子で超音波を送受信する。
3. 超音波のコヒーレンスを利用して流量を計測する。
4. フレミングの左手の法則を利用して流速を計測する。
5. スワンガンツカテーテルの複数チャネルを利用する。

◆キーワード

トランジットタイム型超音波血流計

◆解　説

トランジットタイム型超音波血流計は、心臓などの手術における血管や体外循環用チューブ内の血流流量を計測するものである。装置名の通り、計測原理は伝送時間（transit time）式であってドプラ式ではない。

1. ドプラ効果ではなく、音が血液などの媒質を介して移動する時の移動時間、即ち、伝送時間（トランジットタイム）が媒質の移動速度（流速）に影響を受けることを利用した血流計である。
2. 超音波が流路を貫通し、反射によって上流と下流の同じ側に設置された送受信を兼ねる振動子に相互に伝達される。プローブの構造を覚えておくこと。
3. コヒーレンスとは音などの波の周期性や干渉性の度合いを表す。この装置は波の位相や振幅に関係する干渉縞などを利用していないので誤りである。
4. フレミングの左手の法則は、磁場内で電流が流れる導体にローレンツ力が発生する現象のそれぞれの向きの関係を示すものである。よってこの装置とは関係ない。
5. スワンガンツカテーテルは温度や圧力の計測には用いるがこの装置には用いない。露出した血管や体外循環用チューブにプローブを挟み込んで用いる。

［正解　2］

<文　献>

石原　謙　編：臨床工学講座　生体計測装置学．医歯薬出版．2013．P122～P125

◆過去５年間に出題された関連問題

［２６回－午前－問題３１］

［２７回－午後－問題２９］ パルスオキシメータについて正しいのはどれか。（生体計測装置学）

1. デオキシヘモグロビンの赤色光の吸収係数はオキシヘモグロビンよりも大きい。
2. 赤色光と赤外光の２波長を同時に発光して受光する。
3. 酸素飽和度が 100%のとき、酸素分圧は 100mmHg である。
4. 一酸化炭素中毒の患者でも正しく計測できる。
5. 遠心ポンプを使った人工心肺施行中の患者でも計測できる。

◆キーワード

パルスオキシメータ　酸素飽和度　オキシヘモグロビン　デオキシヘモグロビン

◆解　説

赤色（660 nm）と赤外（880～940 nm）の２つの波長の光の吸光度（ランベルト・ベールの法則を利用）の比から、血液中のヘモグロビンのうち酸素と結びついているヘモグロビン（オキシヘモグロビン O_2Hb）の割合［血中酸素飽和度 $SpO_2 = (O_2Hb / (O_2Hb + Hb))$］を計測する装置である（Hb：デオキシヘモグロビン）。この装置は 1974 年に日本国内で開発された。光の吸収は赤色光ではデオキシヘモグロビンの方が、赤外光ではオキシヘモグロビンの方が大きい。脈波に伴う吸光度の変動成分を利用しているため脈拍数も同時に測定出来る。

2. 通常は発光には赤色光と赤外光の波長の異なる２つの LED を利用するが１つのフォトダイオードで受光する。そのため、これらの光の吸光度比をとるためには交互に発光させてどちらの透過光か判別しながら測定する必要がある。実際には LED を１秒間に 100 回程度点滅させる。
3. ヘモグロビンの酸素解離曲線は血液中の炭酸ガス濃度上昇に伴う pH 低下（ボーア効果と呼ばれる）や温度上昇により変化するので、酸素分圧 100%のときの酸素分圧は必ずしも 100 mmHg にならない。
4. デオキシヘモグロビンは酸素よりも一酸化炭素の方が結合しやすく吸光特性も類似しているため正しく計測できない。
5. 動脈血の脈波（吸光度の変動）が出にくい条件では計測できない。

［正解　1］

<文　献>

石原　謙　編：臨床工学講座　生体計測装置学．医歯薬出版．2013．P155～P163

◆過去５年間に出題された関連問題

［２５回－午前－問題３０］　［２６回－午前－問題３０］

[２７回－午後－問題３０]　体温計測について正しいのはどれか。(生体計測装置学)

1. 電子体温計の温度センサにはサーモパイルが使われている。
2. サーミスタは温度によって抵抗が変化する。
3. サーモグラムは体表面からの熱対流を画像化したものである。
4. 耳式赤外線体温計は鼓膜からの熱伝導を計測したものである。
5. 耳式赤外線体温計での計測値は腋窩温と等しい。

◆キーワード

体温計測　電子体温計　サーモパイル　サーミスタ　サーモグラム　耳式赤外線体温計

◆解　説

体温計測に用いられる装置とセンサに関する問題である。温度計のタイプには熱伝導により体表や体内の温度を接触計測するものと熱放射（電磁波：体温では赤外線）により体表温を非接触計測するものがある。後者のことを総称して放射温度計と呼び、その中で温度分布を計測し画像表示する装置のことをサーモグラフ、画像のことをサーモグラム、計測法のことをサーモグラフィーと呼ぶ。

1. 電子体温計のセンサとしてはサーミスタが頻用される。サーモパイルは多数の熱電対を直列につないだ熱型赤外線センサでサーモグラフに用いられる。熱型赤外線センサとは、赤外線をセンサ内の黒体とみなせる金属膜に吸収させたときの微小な温度変化からそれに対応するエネルギーの大きさを求めWienの変位則から波長を割り出して温度に変換するものである。
2. サーミスタは抵抗の一種で温度に対する抵抗変化が著しく大きい性質を利用している。
3. サーモグラムは計測された体表からの熱放射を画像化したものである。
4. 耳式赤外線体温計の原理はサーモグラフと同じで鼓膜から放射される赤外線を非接触計測するので熱伝導ではなく熱放射である。
5. 腋窩温度は表在体温（末梢温）と呼ばれるが、外気による皮膚からの放熱により深部体温（核心温，中枢温）よりも低くなる。耳の鼓膜温度は脳の内頸動脈血温を反映しているとされるので深部体温に近い温度である。深部体温は食道、直腸、膀胱内の測定や、皮膚の断熱を利用した深部体温計による測定から得られる。

［正解　2］

<文　献>

石原　謙　編：臨床工学講座　生体計測装置学．医歯薬出版．2013．P174～P192

◆過去５年間に出題された関連問題

［２３回－午後－問題３０］　［２４回－午後－問題３１］　［２５回－午前－問題３１］

［２７回－午後－問題３１］ MRI 装置について正しいのはどれか。（生体計測装置学）

a. 撮影の対象は酸素原子である。

b. 空間分解能は5～10mm 程度である。

c. 軟組織の画像化に適している。

d. 強力な外部磁場が使用されている。

e. 頭部よりも体幹部の撮影に適している。

1. a、b　　2. a、e　　3. b、c　　4. c、d　　5. d、e

◆キーワード

MRI 装置

◆解　説

MRI 装置の特徴に関する知識を問う問題である。MRI 装置は、強い磁気と電磁波（RF 波）を利用し、人体の断層像を得る検査である。

a.　撮影対象は水素原子核である。

b.　空間分解能は通常 1 mm 程度で、装置や目的によって 0.2 mm 位まで可能である。

c.　X 線 CT と比較した場合、X 線 CT は軟部組織を透過し易いので組織間のコントラストをつけ難いが、MRI 装置は縦・横の緩和の速さの違いを画像化しているので軟部組織のコントラストが非常に良い。従って、筋肉や脂肪、軟組織に発生した嚢胞や腫瘍などの詳細な画像化が可能である。

d.　超伝導磁石や永久磁石を用いて強力な外部磁場（静磁場）をかける。

e.　MRI 装置は、当初頭部用の画像診断装置として開発されたため体幹部の撮影よりも適していたが、現在は全身用に適した撮像方法が開発されているので頭部と体幹部に差は無くなっている。

［正解　4］

<文　献>

石原　謙　編：臨床工学講座　生体計測装置学．医歯薬出版．2013．P257～P275

◆過去５年間に出題された関連問題

［２３回－午後－問題３２］　［２４回－午後－問題３１］　［２６回－午前－問題３２］

［２７回－午後－問題３２］ 内視鏡画像計測について**誤っている**のはどれか。(生体計測装置学)

1. 撮像素子にはCCDを用いる。
2. 電子内視鏡では画像を光ファイバで伝送する。
3. 狭帯域光を用いると血管を強調できる。
4. カプセル内視鏡は腸を対象とする。
5. 超音波内視鏡は粘膜下の病変の診断に適している。

◆キーワード

電子内視鏡　カプセル内視鏡　超音波内視鏡　狭帯域光

◆解　説

内視鏡画像計測の基礎知識を問う問題である。内視鏡は消化管、気管、腹腔、関節などの観察や外科的処置に用いられる。内視鏡の種類としては、硬性鏡、軟性鏡、カプセル内視鏡などがある。その中で、軟性鏡のファイバスコープと電子内視鏡が広く用いられている。その他に、最近では消化管内部の腫瘍診断に超音波内視鏡も用いられている。

1. 撮像素子として主にCCD (Charged-coupled devices)が用いられているが、その他に最近ではCMOS (Complementary metal-oxide-semiconductor : 相補性金属酸化膜半導体) もカプセル内視鏡などでは用いられるようになった。昔はCMOSの方がCCDよりも性能的に劣っていたが最近では互角であり、CMOSは小型化に有利で消費電力が少なく製造コストが安いなどの利点がある。
2. 電子内視鏡は接続部（光源と記録装置に接続）, 操作部, 挿入部, 先端部から成るが, 映像素子（CCD）は先端部に装着されている。画像信号は電子的に伝送される。
3. 狭帯域光イメージング（NBI）は、青（波長390～445 nm）や緑（波長530～550 nm）の狭帯域光を用いて毛細血管や深部の血管を強調表示する技術である。
4. 小さくワイヤレスなので特に小腸のような複雑で長い消化管の観察が可能である。
5. 超音波内視鏡は内視鏡に超音波画像計測用の小型の探触子（プローブ）がついているものである。食道、胃・十二指腸、大腸、胆嚢、膵臓など消化管の腫瘍などを詳しく調べる際に利用されている。

［正解　2］

＜文　献＞

石原　謙　編：臨床工学講座　生体計測装置学. 医歯薬出版. 2013. P275～P295

◆過去５年間に出題された関連問題

［２２回－午後－問題３１］　［２３回－午後－問題３１］

[２７回－午後－問題３３] 電気メスについて正しいのはどれか。(医用治療機器学)

a. スプレー凝固にはバースト波が用いられる。
b. ゲルパッド型対極板は静電結合である。
c. バイポーラ電極はニードル型である。
d. 対極板は広く均一に装着する必要がある。
e. 混合モードではクレストファクタが大きいほど凝固作用は強い。

1. a、b、c　2. a、b、e　3. a、d、e　4. b、c、d　5. c、d、e

◆キーワード

バースト波　スプレー凝固　静電結合

◆解　説

電気メスは、生体に高周波電流を流してジュール熱を発生させ、この熱を利用して生体組織への切開、出血部位の止血の為の凝固作用を利用した外科手術に必須の医用治療器機器である。

構成としては、電気メス本体、アクティブ電極、対極板により構成される。

本体の基本性能としては、500kHz の高周波発生器が用いられ、出力は切開：200～400W、凝固：100～200W、負荷抵抗 50～2,000Ω（メーカー指定値）として設計されている。出力形式はモノポーラ方式とバイポーラ方式がある。

対極板はディスポーザブル型が主流であり、主にペースト塗布型、ゲルパット型、直接接触型、静電接触型などがある。また、生体と電気的な接触の型によって導電結合形と静電結合型に分けられる。

a. 凝固作用を生じさせるには断続波（バースト波）を用いる。スプレー凝固は、ピーク電圧を非常に高くした１周期程度の短いパルスで火花をスプレー状に飛ばし、広い部位を凝固する際に使われる。
b. 静電接触型以外は導電結合型の電気特性であり、低い周波数成分は通過させにくく、高周波電流は通過させやすい。
c. バイポーラ電極はピンセット型になっており、挟んだ微小部位だけに電流が流れ、脳外科や眼科などのマイクロサージェリーに使用される。
d. 対極板は電気メスで流れる高周波電流を回収する役割ある。装着の際は、出来るだけ体毛などを避けて、血流の良い部位に密着させ、流した電流を回収できる大きな接触面積の対極板が必要である。
e. 混合モードは、切開波形と凝固波形の中間的な波形を用いて、生体を凝固しつつ切開を行う。凝固目的の波形はクレストファクタ（出力波形のピーク値と実効値の差）が大きい波形が用いられる。

［正解　3］

＜文　献＞

小野哲章ほか　編：臨床工学技士標準テキスト 第２版増補．金原出版．2014．P380

◆過去５年間に出題された関連問題

［２３回－午前－問題３４］　［２４回－午前－問題３４］　［２５回－午前－問題３４］

［２７回－午後－問題３４］ 植込み型心臓ペースメーカについて**誤っている**のはどれか。（医用治療機器学）

1. リチウム・ヨウ素電池が使用される。
2. 電気メスによって雑音障害を受ける。
3. DDD モードの刺激電極は１つである。
4. VVI モードは心室でセンシングとペーシングが行われる。
5. プログラミングにテレメトリーを用いる。

◆キーワード

植込み式　ICHD（NBG）モード　電磁障害

◆解　説

ペースメーカの原理は、心内に留置した電極リードで心内電位を感知し、必要に応じて同じ電極リードを通して刺激パルスを出力するものである。構成は、電気パルスを発生する本体と電極リードで構成され、本体を体内に植込むか、体外に置くかによって体内式（植込み式）と体外式に分類される。本体内の電源用電池にはリチウム・ヨウ素電池が使用される。電池寿命は使用状況にもよるが７年以上である。

植込み式ペースメーカは、どのような機能をもつかわかるようにICHD（NBG）コードで表示される。

ペースメーカは微小な電位を感知しながら適切なペーシングを行うので、電磁的なエネルギーを出力する機器（電気メス、MRI、ハイパーサーミア等）からの影響を受けやすい。

2. 外科手術等で電気メスを使用しなくてはならない場合は、設定を一時的に固定レート（非同期）モードにするなどの対応が必要である。
3. DDD モードは、２本の電極（デュアルチャンバ）で心房と心室の両方をセンシングとペーシングを行う。自発のＰ波とＲ波を活かしながら心房心室の同調性を保つ事が出来るので、生理的ペースメーカと呼ばれる。
4. VVI モードは、１本の電極で心室のセンシングとペーシングを行う。心房への感知や刺激はなく、生理的な心房と心室の同調性は得られず、徐脈性心房細動への適応以外は非生理的なペーシングとなる。
5. 植込み後のフォローアップにおいて、テレメトリー機能による心内心電図測定ならびにペースメーカの設定確認、プログラム変更などを行う。

［正解　3］

＜文　献＞

小野哲章ほか　編：臨床工学技士標準テキスト 第２版増補．金原出版．2014．P391

◆過去５年間に出題された関連問題

［２２回－午前－問題３４］　［２３回－午後－問題３３］　［２４回－午後－問題３４］
［２５回－午後－問題３４］　［２６回－午後－問題３３］

［２７回－午後－問題３５］ シリンジポンプに備わっている検出機能はどれか。(医用治療機器学)

a. 気泡の混入

b. 輸液回路の閉塞

c. シリンジのサイズ

d. 押し子の取付け不良

e. サイフォニング

1. a、b、c　2. a、b、e　3. a、d、e　4. b、c、d　5. c、d、e

◆キーワード

検出機能　警報表示　サイフォニング現象

◆解　説

シリンジポンプは、輸液セットの変わりに薬液を充填されたシリンジをセッティングし、押し子をスライダにより自動的に押し込んでいく機器である。高濃度の薬液をより正確に投与したい場合、水分の付加を避けたい場合、輸液セットのチューブ材質（塩化ビニル）に吸着される薬剤（インスリンやニトログリセリン）を投与する場合などに用いられる。

警報の種類は、回路閉塞、残量なし、内蔵バッテリー電圧低下、押し子外れなどがあり、警報音と警報メッセージが出るようになっている。

使用での注意点として、①シリンジの種類（シリンジはメーカー指定以外を使用した場合、流量に誤差を生じる)、②早送り、③送液の確認、④サイフォニング現象、⑤ボーラスの発生などがある。

a. シリンジポンプの警報機能に気泡検出機能はない。

b. 輸液ラインの閉塞により内圧異常を検出し、閉塞アラームの警報音とメッセージが表示される。

c. シリンジをセッティングした際、シリンジのサイズを検出し表示される。

d. シリンジの押し子がスライダから外れている場合、押し子外れのアラームが表示される。

e. シリンジの押し子がシリンジポンプのスライダにきちんとセットされておらず、また患者よりシリンジポンプが高い位置にあると、その落差によるサイフォニング現象が起こり、薬液が大量注入されてしまうことがある。

［正解　4］

<文　献>

小野哲章ほか　編：臨床工学技士標準テキスト 第２版増補．金原出版．2014．P403

◆過去５年間に出題された関連問題

［２３回－午前－問題３６］　［２５回－午後－問題３５］

［２７回－午後－問題３６］ 超音波吸引手術装置で**誤っている**のはどれか。（医用治療機器学）

1. 20〜38kHz の超音波機械振動を利用する。
2. ハンドピース先端の振幅は 100〜350 μm である。
3. 生理食塩液とともに細分化された組織片を吸引する。
4. 磁歪型振動子は冷却のために蒸留水を用いる。
5. 実質性組織を鋭利に切除できる。

◆キーワード

超音波振動子　磁歪振動子

◆解　説

超音波吸引手術装置は、超音波振動を組織に加えて破砕し、破砕した組織を吸引により除去する装置である。健常組織を傷つけず、切除すべき組織だけ破砕して除去する。滅菌生理食塩液で術野を洗浄して細分化された組織を吸引する事が出来るため、脳神経外科での腫瘍摘出手術やリンパ節廓清、眼科の白内障手術、泌尿器科での結石摘出術、腹部外科の肝臓などの手術に用いられ、出血量を大幅に減らす事が出来る。

1. 本体から発生させた高周波電力をハンドピース内の超音波振動子に加えて超音波機械振動（23−38kHz）を発生させて、この振動を振動子に接続されている中空糸のホーンによって増幅する。
2. 増幅するホーンは縦方向に 100−300 μm に伸縮振動する。
3. 滅菌された生理食塩液を加え、術野を洗浄すると同時に破砕された組織をホーンの先端部より吸引する。
4. 磁歪素子としてニッケル、フェライト、鉄およびその合金などがある。これらの材料は電気抵抗が小さく、コイルに流す電流の周波数が増加すると材料中に発生する過電流が大きくなり、ジュール熱となってエネルギー損失が大きくなる。ホーンの振動により熱が発生するので、これを冷却するために本体より蒸留水が振動子の部分を環流する。
5. ホーンの縦方向の振動により組織を破砕するものであり、特徴として皮膚や血管などの弾性のある組織はホーンの振動を吸収するので破砕されず、軟部組織は破砕される。結石など硬いものも振動により破砕される。あくまで破砕・吸引機能が中心であり、金属メスなどの鋭い切開には不向きである。

［正解　5］

＜文　献＞

小野哲章ほか　編：臨床工学技士標準テキスト 第２版増補．金原出版．2014．P409

◆過去５年間に出題された関連問題

［２２回－午後－問題３７］　［２３回－午後－問題３６］　［２５回－午前－問題３７］

［２７回－午後－問題３７］ ハイパーサーミア装置について正しいのはどれか。(医用治療機器学)

1. RF 容量結合型加温では電極直径を小さくして深部加温を行う。
2. マイクロ波加温は全身加温に使われる。
3. 超音波加温は肺に対して使われる。
4. 電極のエッジ効果軽減にボーラスが使われる。
5. 組織内加温法は非侵襲的加温である。

◆キーワード

RF 容量結合型加温　マイクロ波加温　超音波加温　組織内加温　エッジ効果

◆解　説

温熱療法（ハイパーサーミア）は、組織を 42～43℃に加温し、正常組織では血流が増えるが、腫瘍組織では血流が増えず、血流による放熱効果が低下してうつ熱を生じ、腫瘍組織の致死効果を狙ったものである。

加温方式としては、局所加温法と全身加温法があり、前者はRF 波加温法、マイクロ波加温法、超音波加温法があり、血液を体外循環させ、熱交換器によって加温する全身加温法がある。局所加温法はさらに外部加温法と内部加温法に分けられる。

ハイパーサーミアでは周囲の正常組織温度を 42℃以下に保ちながら主要組織を 43℃以上に保つ必要がある為、正常な組織内の温度測定が重要である（熱電対、サーミスタ、光学的温度計）。

1. RF 容量結合型加温装置における電極の大きさは、電極直径が電極間距離の 1.5 倍以上であることが望ましい。腹部加温などで厚さが 20cm であればほぼ 30cm の直径の電極を用いる必要がある。
2. 全身加温法は体外循環による方法である。マイクロ波加温法は、2.45GHz のマイクロ波を用いる方法であり、波長が短いので収束性が良く局部の加温が可能であるが、生体組織内での減衰が大きいため深部到達しない。
3. 超音波加温法は、複数個の振動子により、超音波を癌に集束させて加温する方法である。生体内での波長が短いので、骨や空気等の障害物があると、深部まで到達せずに阻止されてしまうため、それより下に位置する腫瘍は加温できない。前立腺肥大や肝臓がんなどに使用される。
4. マイクロ波加温法において、エッジ効果軽減のため、ボーラスをアプリケータ（電極）と生体との間に置き、更に表面冷却効果を増大させる方法がとられる。
5. 侵襲的に腫瘍組織内に直接針状アンテナ、針電極や磁性体などを刺入または植込み、それを媒体として電磁エネルギーを直接印加して加温するものである。

［正解　4］

<文　献>

小野哲章ほか　編：臨床工学技士標準テキスト 第２版増補. 金原出版. 2014. P419
日本生体医工学会ME 技術教育委員会　監：ME の基礎知識と安全管理 第６版. 南江堂. 2014. P406

◆過去５年間に出題された関連問題

［２２回－午後－問題３８］　［２３回－午後－問題３７］　［２４回－午後－問題３７］
［２５回－午後－問題３８］　［２６回－午後－問題３８］

［２７回−午後−問題３８］ 医療機器と注意すべき傷害との組合せで正しいのはどれか。（医用機器安全管理学）

1. 非観血式血圧モニタ ――――― 不整脈
2. パルスオキシメータ ――――― キャビテーション
3. 経皮的酸素分圧測定装置 ――― 熱　傷
4. レーザ手術装置 ――――――― ミクロショック
5. 超音波吸引手術装置 ――――― 紅　斑

◆キーワード

キャビテーション　熱傷　ミクロショック　紅斑

◆解　説

治療機器は生体に何らかのエネルギーを作用させて治療効果を期待するが、目的する主作用（効果）以外にも好ましくない副作用もある。副作用が強ければ生体組織や臓器に不可逆的な変化が生じる。

1. 非観血式血圧計は血管を体外から加えた圧力で圧迫し、この圧と血管の拍動状態の変化の関係から血圧値を判定する方法である。必要以上に加圧することによって内出血が発生する事がある。不整脈や期外収縮がある場合、血圧判定が困難となる。
2. パルスオキシメータは、経皮的に心拍の測定と動脈血中の酸素飽和度を測定する装置である。血流の不良は、センサの発熱による熱傷の危険性をもたらし、またセンサ装着部の紅斑には注意する。キャビテーションは超音波メスにおいて利用される。
3. 経皮的酸素分圧測定は、皮膚の上に PO_2、PCO_2 電極を装着させ、加温用のヒーターにより 40〜43℃に加温し、毛細血管を加温により動脈化させ皮膚を透過してきた酸素を測定する。長時間装着すると低温火傷の原因となる。
4. レーザ手術装置は、レーザ光の特性を利用して生体組織に照射し、組織の蒸散、および凝固・止血を行う為の装置である。使用の際には、レーザ光が眼に入らないように保護眼鏡を着用する。ミクロショックは、身体の中に留置した心臓カテーテルなどから直接心臓へ電流が流れこむ電撃。
5. 超音波吸引手術装置は、超音波振動を組織に加えて破砕し、破砕した組織を吸引により除去する装置である。ハンドピースの先端が人体に接触させると熱傷の危険がある。

［正解　3］

＜文　献＞

小野哲章ほか　編：臨床工学技士標準テキスト 第２版増補. 金原出版. 2014. P404、P409、P446、P453

◆過去５年間に出題された関連問題

［２３回−午前−問題４０］　［２６回−午前−問題３８］

［２７回－午後－問題３９］ CF 形装着部の F の意味はどれか。（医用機器安全管理学）

１．fibrillation
２．fool-proof
３．fail-safe
４．floating
５．free

◆キーワード

F 形装着部

◆解　説

CF 形装着部は、心臓に直接あるいは間接的に漏れ電流が流れ込む可能性がある装着部で、C は cardio（心臓）、F は **floating**（浮いた）を意味する。フローティングとは電源部からの漏れ電流が患者回路側へ流れ込まないようにトランス（変圧器）やフォトカプラなどの光伝送を用いた電気的な分離手段を意味する。

1. 細動を意味する。
2. 危険な操作をシステムの側で阻止する安全機構である。
3. 事故や故障あるいはその前兆を検知しシステムを自動的に安全側へ向かわせ影響を最小化する安全機構である。
5. 自由、解放を意味する。

［正解　4］

＜文　献＞

篠原一彦ほか　編：臨床工学講座　医用機器安全管理学．医歯薬出版．2014．P38、P42

◆過去５年間に出題された関連問題

該当なし

［２７回－午後－問題４０］ 非接地配線方式について正しいのはどれか。(医用機器安全管理学)

a. 設備の主たる目的は感電防止である。

b. 集中治療室に必要な設備である。

c. 電路の片側と大地との絶縁を監視している。

d. 非常電源と連動した設備である。

e. 使用する絶縁変圧器の電源容量には制限がない。

1. a、b　2. a、e　3. b、c　4. c、d　5. d、e

◆キーワード

非接地配線方式

◆解　説

片側接地配線方式では地絡事故が発生した場合、その回路の漏電遮断器が動作して電源供給が停止するが、非接地配線方式ではこのような場合においても電源供給が確保される。

a. 主たる目的は1線の地絡時にも電源の供給を確保することである。

b. 地絡に伴う電源遮断が人命に直接影響するカテゴリーAおよびBの医用室に設ける必要がある。

c. 電路の片側ずつと、大地との間の絶縁抵抗を交互に測定して、これが規定値を下回った時に警報を発する対地インピーダンス計測方式を用いた**絶縁監視装置**が設けられる。

d. 電力会社からの送電が停止した場合、自家発電設備や蓄電池設備によって自動的に電源供給を行うものが非常電源である。一方、非接地配線方式は地絡に伴う電源遮断を回避することを目的とする設備であり、両者の間に連動性はない。

e. 定格容量は7.5kVA以下である。

［正解　3］

<文　献>

小野哲章ほか　編：臨床工学技士標準テキスト 第2版増補. 金原出版. 2014. P478

JIS T 1022：2006　病院電気設備の安全基準

◆過去５年間に出題された関連問題

［２３回－午前－問題４１］

[２７回−午後−問題４１] 接地漏れ電流測定の単一故障状態はどれか。(医用機器安全管理学)

1. 内部電源の絶縁不良
2. 電源導線の１本の断線
3. 追加保護接地線の断線
4. 信号入力部への外部電圧の重畳
5. F形装着部への外部電圧の重畳

◆キーワード

単一故障状態

◆解　説

接地漏れ電流の**唯一の単一故障状態**は“**電源導線の１本の断線**”である。なお、JIS T 0601−1：2012では接地漏れ電流の許容値は通常、操作者や患者が触れることのない保護接地線の中を流れる電流であることから正常状態で5mA、単一故障状態で10mAに緩和されている。

[正解　2]

<文　献>

篠原一彦ほか　編：臨床工学講座　医用機器安全管理学. 医歯薬出版. 2014. P46〜P47
JIS T 0601−1：2012　医用電気機器−第１部：基礎安全及び基本性能に関する一般要求事項

◆過去５年間に出題された関連問題

[２５回−午前−問題３９]

［２７回－午後－問題４２］ 定格電圧 100V、定格電力 1kW の医用電気機器の接地線抵抗を測定するときに JIS T 0601－1 で定めている測定電流［A］はどれか。（医用機器安全管理学）

1. 10
2. 15
3. 20
4. 25
5. 30

◆キーワード

保護接地線抵抗の測定法

◆解　説

医用電気機器の**保護接地線抵抗**を測定する際には無負荷時の電圧が 6V を超えない周波数 50Hz または 60Hz の電流源から“**25A**”または“**機器の定格電流の 1.5 倍**”のうち、**いずれか大きい方**の電流を 5 秒～10 秒間接地線に流し**電圧降下法**を用いて抵抗を測定する。

定格電圧をV、定格電力をP、定格電流をＩとすると、

$$I=\frac{P}{V}=\frac{1[\mathrm{kW}]}{100[\mathrm{V}]}=10[\mathrm{A}]$$

求めた定格電流を 1.5 倍すると

$$1.5\,I=1.5\times10=15[\mathrm{A}]<25[\mathrm{A}]$$

よってこの場合の測定電流は 25［A］ となる。

［正解　4］

<文　献>

篠原一彦ほか　編：臨床工学講座　医用機器安全管理学．医歯薬出版．2014．P156～P157
JIS T 0601－1：2012　医用電気機器－第１部：基礎安全及び基本性能に関する一般要求事項

◆過去５年間に出題された関連問題

［２３回－午後－問題４０］

［２７回－午後－問題４３］ 医療ガスと高圧ガス容器(ボンベ)の塗色との組合せで正しいのはどれか。(医用機器安全管理学)

1. 酸　素 ――――――― 緑
2. 亜酸化窒素 ――――― 黄
3. 治療用空気 ――――― 青
4. 窒　素 ――――――― ねずみ
5. ヘリウム ―――――― 白

◆キーワード

高圧ガス保安法

◆解　説

高圧ガス容器（**ボンベ**）の塗色は**高圧ガス保安法**で定められている。

充填する高圧ガスの種類に応じて、容器の外面の見やすい箇所に容器の**表面積の1/2以上**に塗色が施される。

高圧ガスの種類	塗色の区分
酸素	黒色
亜酸化窒素	ねずみ色
治療用空気	ねずみ色
窒素	ねずみ色
ヘリウム	ねずみ色
液化二酸化炭素	緑色

［正解　4］

＜文　献＞

篠原一彦ほか　編：臨床工学講座　医用機器安全管理学．医歯薬出版．2014．P97
小野哲章ほか　編：臨床工学技士標準テキスト．金原出版．2014．P485～P486

◆過去５年間に出題された関連問題

該当なし

［２７回－午後－問題４４］ ある機器のＡの部分は信頼度 0.90 の点検者が１人で行い、Ｂの部分は信頼度 0.70 の点検者が２人で行った。点検作業の総合的な信頼度はどれか。ただし、Ａの部分とＢの部分は直列関係にあるとする。（医用機器安全管理学）

1. 0.44
2. 0.63
3. 0.82
4. 0.91
5. 0.99

◆キーワード

信頼度　直列系　並列系

◆解　説

信頼度とはアイテム（システム、機器、部品など）が与えられた条件で規定の期間中に要求された機能を果たす確率と定義されＲ（reliability）で表される。

直列に複数のアイテムを接続した場合には、アイテムが一つでも故障するとシステムとしての機能は損なわれる。直列系のシステムではアイテムの数が多くなるほど全体の信頼度は低下する。

一方、**並列**に複数のアイテムを接続した場合には、どれか一つのアイテムが健全であればシステムとしての機能は保たれる。並列系のシステムではアイテムの数が多くなるほど全体の信頼度は向上する。

個々のアイテムの信頼度をR_1, R_2, R_3, $\cdots$,R_{n-1}, R_n とすると

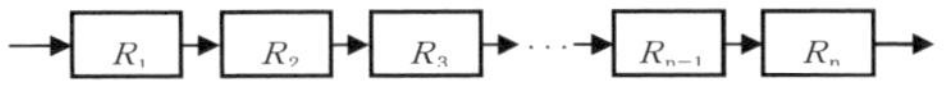

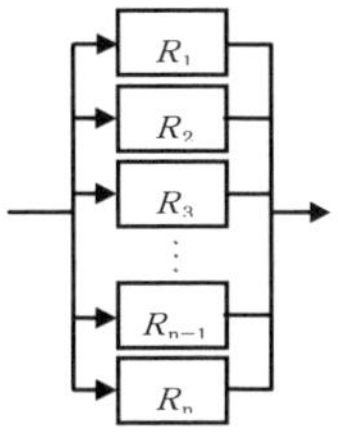

$$R = R_1 \times R_2 \times R_3 \times \cdots \times R_{n-1} \times R_n$$

直列系の信頼度

$$R = 1-(1-R_1)\times(1-R_2)\times(1-R_3)\times\cdots\times(1-R_{n-1})\times(1-R_n)$$

並列系の信頼度

とくに、R_1, R_2, R_3, $\cdots$,R_{n-1}, R_n ＝rのとき

$R = r^n$ ：直列系　　　$R = 1-(1-r)^n$ ：並列系

題意より、Ａの部分を担当した点検者の信頼度をR_A、Ｂの部分を担当した点検者の信頼度をR_B とすると

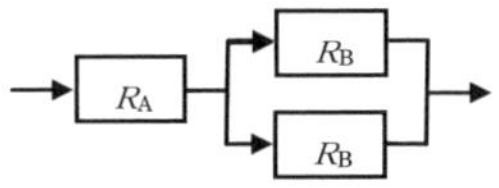

システム全体としての信頼度R は

$$R = R_A \times \{1-(1-R_B)^2\} = 0.90 \times \{1-(1-0.70)^2\} \cong 0.82$$

［正解　３］

<文　献>

篠原一彦ほか　編：臨床工学講座　医用機器安全管理学．医歯薬出版．2014．P120～P121

◆過去５年間に出題された関連問題

［２３回－午後－問題４４］　［２４回－午前－問題４４］　［２５回－午前－問題４３］

［２７回－午後－問題４５］ 植込み型医療機器に電磁干渉を与える可能性のあるのはどれか。(医用機器安全管理学)

a. EAS 機器

b. RFID 読取機器

c. IH 電子炊飯器

d. 無線 LAN 機器

e. RFID 電子タグ

1. a、b、c　2. a、b、e　3. a、d、e　4. b、c、d　5. c、d、e

◆キーワード

電磁干渉

◆解　説

近年、携帯電話をはじめ様々な電波利用機器が身近な場所で利用される機会が増えてきている。殊に心臓ペースメーカ等の植込み型医療機器では電波利用機器が発する電波により誤動作が生じ、健康に悪影響を及ぼす可能性があるため注意が必要である。

a. EAS 機器（電子商品監視機器）は商品に取り付けられた防犯タグがゲートを通過する際に発生する地場歪や位相の変化、タグからの共振波の再放射を検知するものでデータ通信を行わない点が RFID 機器との相違点である。電波が発せられるゲートに寄り掛かったり長く立ち止まらないよう注意が必要である。

b. RFID 読取機器（電子タグ読取機器）ではタグのデータを読み書きする際、電子回路を内蔵したタグとリーダ間で電磁誘導もしくは電波を利用し非接触通信が行われるため影響が及ぶ恐れがある。

c. IH 電子炊飯器では炊飯中はもとより保温中においても電磁波が放出されることがあるので植込み型医療機器を近づけるような体位はとってはならない。

d. 無線 LAN 機器では植込み型医療機器 1 機種で影響が確認されたものの当該機種の利用者全員に注意喚起が行われているため、その他全般の植込み型医療機器については現時点で特別な注意は必要ないとされている。

e. RFID 電子タグは一般的にパッシブタイプの IC タグを指して用いられることが多い。この場合、リーダからの電波をエネルギー源として動作するため、電子タグのみでは外部に影響を及ぼすことはない。

［正解　1］

＜文　献＞

総務省：各種電波利用機器の電波が植込み型医療機器へ及ぼす影響を防止するための指針．2014.

◆過去５年間に出題された関連問題

［２２回－午前－問題４５］

［２７回−午後−問題４６］ 導体Ａ、Ｂ、Ｃが図のように配置されている。導体Ａに正電荷を付与するとき、正しいのはどれか。ただし、各導体間は絶縁されている。（医用電気電子工学）

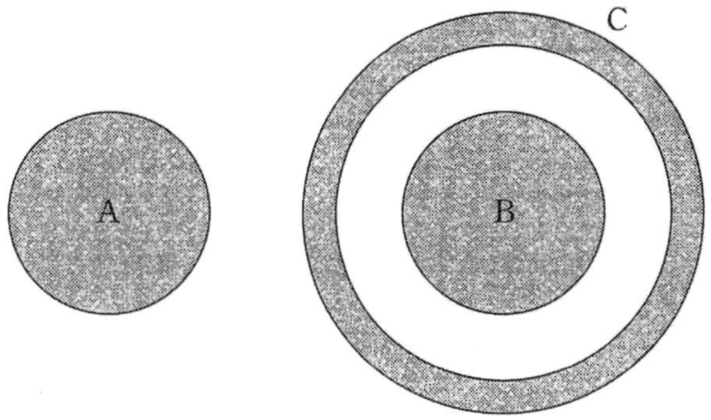

a. 導体Ｃに静電誘導が生じる。
b. 導体Ｃ内に電界が生じる。
c. 導体Ｂの表面に負の電荷が誘起される。
d. 導体Ｃの電位が変化しても導体Ｂの電位は変化しない。
e. 導体Ｃを接地すると導体Ｂが静電シールドされる。

1. a、b　2. a、e　3. b、c　4. c、d　5. d、e

◆キーワード

静電誘導　電界　接地　静電シールド

◆解　説

図のように導体が配置されたときに導体Ａに正電荷を与えると、その周辺に電界が生じ、その電界で導体Ｃの表面に静電誘導が生じる。導体Ｃの表面の左側には負電荷が右側には正電荷が現れる。ガウスの定理から明らかなように、導体Ｃの内部には電界は生じず、導体Ｂの表面には電荷は誘起されない。導体Ｃの内部の電荷がゼロということは導体Ｃの内部の電位はすべて導体Ｃの表面電位と同じことを意味する。従って、導体Ｃの電位が変化すると導体Ｂの電位（導体Ｂの電位と導体Ｃの電位は等電位である）も変化することになる。そこで、導体Ｃを接地すると導体Ｃの表面電位は大地と同じ（電位ゼロ）となり導体Ｂは静電シールドされる。ここで、シールドとは電磁気的な遮蔽であり、静電界を遮蔽するのが静電シールドである。

a. 導体Ｃには静電誘導が生じ紙面左外部表面に負電荷、右外部表面に正電荷が生じる。
b. 導体の内部には電界は生じない。電荷は表面上に分布。
c. 導体Ｂの表面に電荷は誘起されない。
d. 導体Ｃの電位が変化すれば、それと同電位にある導体Ｂの電位も変化する。
e. 導体Ｃを接地すると導体Ｃ中心部および導体Ｂは静電シールドされる。

［正解　2］

＜文　献＞

戸畑裕志ほか　編：臨床工学講座　医用電気工学 2．医歯薬出版．2008．P62

◆過去５年間に出題された関連問題

［２４回−午前−問題４８］　［２５回−午前−問題４５］

[２７回－午後－問題４７]　電磁波について正しいのはどれか。(医用電気電子工学)

a. 波長は周波数に比例する。

b. 水中での伝搬速度は光速である。

c. エックス線は回折しない。

d. 緑色光は青色光よりも波長が長い。

e. 周波数が高いほど直進性が強い。

1. a、b　　2. a、e　　3. b、c　　4. c、d　　5. d、e

◆キーワード

電磁波

◆解　説

光やエックス線なども電磁波の一種であり、周波数や波長で区別している。FM ラジオの電波は 80MHz 程度、電子レンジや ME 機器で使用するマイクロ波の周波数は 2.45GHz である。

a. 波長 λ、光速 c と周波数 f の関係は $\lambda = c/f$ であるので、波長は周波数に反比例する。

b. 真空中の光速は約 30 万 km/s（3×10^8m/s）であり、一般に物質中では真空中の光速より減少する。水中では約 20 万 km/s になる。

c. 全ての電磁波は回折現象がある。エックス線も電磁波の一種なので回折する。

d. 緑色光は青色光よりは周波数が低いので波長は緑色の方が長くなる。

e. 電磁波は周波数が高くなるほど直進性が強くなる性質がある。例えば、ラジオの電波は山の陰に回り込むので普通に聞こえても、テレビの電波は山にさえぎられてテレビが映らないという現象が生じる。

[正解　5]

<文　献>

小野哲章ほか　編：臨床工学技士標準テキスト 第２版．金原出版．2012．P136

戸畑裕志ほか　編：臨床工学講座　医用電気工学２．医歯薬出版．2012．P182

◆過去５年間に出題された関連問題

[２２回－午前－問題８６]　[２５回－午前－問題８７]　[２５回－午後－問題４８]

[２６回－午後－問題４８]

［２７回－午後－問題４８］ 図の回路で、コンデンサ C_1 にかかる電圧［V］はどれか。
ただし、$C_1=2\,\mu F$、$C_2=C_3=1.5\,\mu F$ である。（医用電気電子工学）

1. 2
2. 3
3. 4
4. 6
5. 8

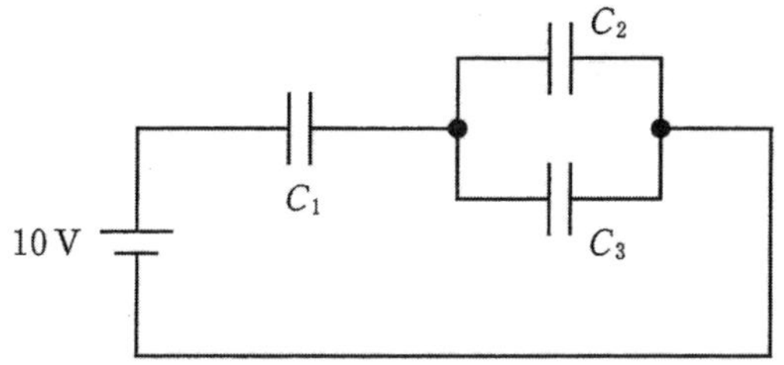

◆キーワード

コンデンサの直列・並列接続

◆解　説

C_2 と C_3 の合成容量を C_t とすれば、$C_t=C_2+C_3=1.5+1.5=3.0$ [μF]

C_1 と C_t は直列接続なので、それぞれのコンデンサに蓄えられる電荷は等しい。これを Q とし、C_1 と C_t の両端の電圧をそれぞれ V_1、V_t とすれば次式が成立する。

$Q=C_1\times V_1$　　$Q=C_t\times V_t$　　$\therefore\ C_1\times V_1=C_t\times V_t$ ―― ①

一方、V_1 と V_t を足した電圧は電源電圧に等しいため、次式が成立する。

$V_1+V_t=10$ ―― ②

①、②式より V_t を消去して V_1 を求めると、

$5V_1=30$　　$\therefore\ V_1=6$ [V]

［正解　4］

<文　献>

戸畑裕志ほか　編：臨床工学講座　医用電気工学２．医歯薬出版．2008．P96

◆過去５年間に出題された関連問題

［２４回－午後－問題４６］　［２５回－午前－問題４９］　［２６回－午後－問題４７］

［２７回－午後－問題４９］ 図の回路において、$t=0$ でスイッチを入れた。正しいのはどれか。(医用電気電子工学)

1. 時定数は LR である。
2. 直後に抵抗にかかる電圧は E となる。
3. 直後に流れる電流は $\frac{E}{R}$ となる。
4. 時間が十分に経過すると抵抗にかかる電圧は $\frac{E}{2}$ となる。
5. 時間が十分に経過すると抵抗で消費される電力は $\frac{E^2}{R}$ となる。

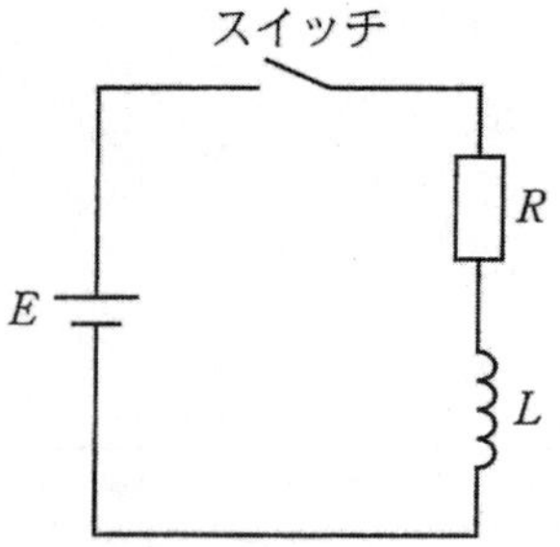

◆キーワード

過渡現象　RL 直列回路　時定数

◆解　説

RL 直列回路に対して t=0[秒]でスイッチを入れた時、回路に流れている電流を i[A]とすると、回路方程式は

$L\frac{di}{dt}+Ri=E$ となる。 t 秒後における電流 i は、$i=\frac{E}{R}(1-e^{-\frac{R}{L}t})$ ・・・ ①

抵抗 R の両端の電圧は $V_R=Ri=E\ (1-e^{-\frac{R}{L}t})$ ・・・ ②

また、RL 直列回路の時定数は $\frac{R}{L}t=1$を満たす t であり、$t=\frac{L}{R}$ となる。

1. 時定数は L/R である。
2. 直後にかかる電圧は、②式に t=0 を代入して 0 である。
3. 直後に流れる電流は、①式に t=0 を代入して 0 である。
4. 時間が十分に経過すると、抵抗にかかる電圧は②式に $t=\infty$を代入して E である。
5. 時間が十分に経過すると、抵抗電圧は E、流れる電流は $\frac{E}{R}$ となり、そのときの消費電力 P[W]は、

$$P=i^2R=\left(\frac{E}{R}\right)^2\cdot R=\frac{E^2}{R}$$

［正解　5］

<文　献>

小野哲章ほか　編：臨床工学技士標準テキスト 第２版. 金原出版. 2012. P149

◆過去５年間に出題された関連問題

［２２回－午後－問題４８］　［２３回－午前－問題５０］　［２６回－午前－問題４９］

［２７回－午後－問題５０］ $\dfrac{1}{1+j\sqrt{3}}$ の偏角[rad]はどれか。ただし、j は虚数単位である。(医用電気電子工学)

1. $-\dfrac{\pi}{3}$
2. $-\dfrac{\pi}{6}$
3. 0
4. $\dfrac{\pi}{6}$
5. $\dfrac{\pi}{3}$

◆キーワード

複素数　複素数平面　偏角

◆解　説

複素数の偏角を求めるには、$a+jb$ の形に変形し、複素平面上で実部 a と虚部 b がなす角度を求めればよい。問題には分母に複素数を含んでいるので、共役複素数である $1-j\sqrt{3}$ をかけて分母を実数化すると、

$$\frac{1}{1+j\sqrt{3}}=\frac{1-j\sqrt{3}}{(1+j\sqrt{3})(1-j\sqrt{3})}=\frac{1-j\sqrt{3}}{4}$$ となる。

この複素数の偏角は、分子の $1-j\sqrt{3}$ がつくる偏角と等しい。これを複素平面に表現すると、図のように実数成分が１、虚数成分が $-\sqrt{3}$ のベクトルを表わす。

偏角は反時計回りを正としているから、偏角は $-\dfrac{\pi}{3}$ である。

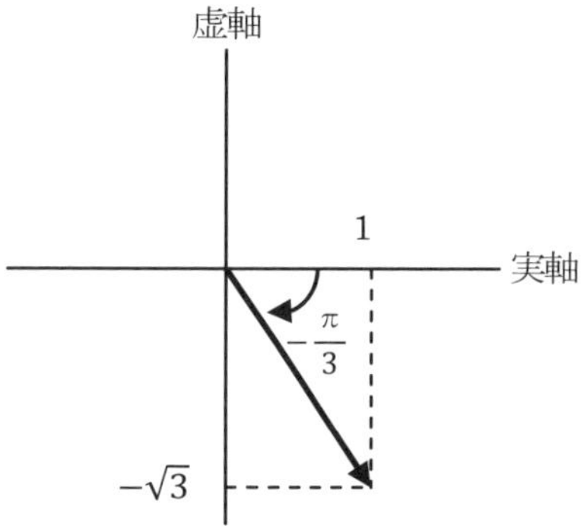

［正解　1］

<文　献>
小野哲章ほか　編：臨床工学技士標準テキスト 第２版．金原出版．2012．P140

◆過去５年間に出題された関連問題

［２２回－午後－問題５９］　［２４回－午後－問題６２］

［２７回－午後－問題５１］ 図の正弦波交流回路（ f ＝50Hz）で静電容量が 10μF のとき電流が最大になった。L の値[H]に最も近いのはどれか。ただし、π^2 はおよそ 10 である。（医用電気電子工学）

1. 0.01
2. 0.1
3. 1
4. 10
5. 100

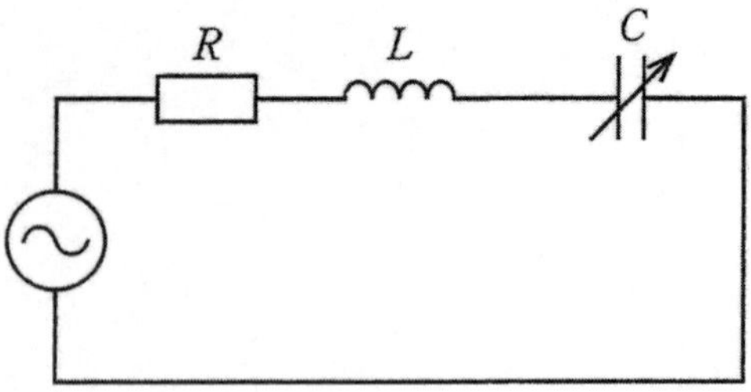

◆キーワード

共振回路　インピーダンス　周波数特性

◆解　説

RLC 直列回路は共振回路でもあり、共振周波数 f は $f=1/(2\pi\sqrt{LC})$ で決まる。またインピーダンス Z は $Z=R+j(\omega L-1/(\omega C))$ であり、共振周波数のとき虚部が 0 となり $Z=R$ となる。またこのとき、インピーダンスの大きさは最小の R となる。

電流は電圧とインピーダンスの比なので、共振周波数のときに電流の大きさは最大になる。つまり f= 50Hz で電流が最大になったということは、図の回路の共振周波数が 50Hz であることを示している。

$$f=\frac{1}{2\pi\sqrt{LC}} \quad \rightarrow \quad f^2=\frac{1}{4\pi^2 LC} \quad \rightarrow \quad L=\frac{1}{4\pi^2 f^2 C}$$

上式に $C=10\times10^{-6}$F、f= 50Hz、π^2=10 を代入すると、

$$L=\frac{1}{4\pi^2 f^2 C}=\frac{1}{4\times10\times50^2\times10\times10^{-6}}=1[\mathrm{H}]$$

［正解　3］

＜文　献＞

小野哲章ほか　編：臨床工学技士標準テキスト 第２版．金原出版．2012．P145

◆過去５年間に出題された関連問題

［２２回－午前－問題５０］　［２３回－午前－問題５１］　［２５回－午後－問題５１］
［２６回－午後－問題５１］

［２７回－午後－問題５２］ 1 n_1 2 n_2

a

b

c

d v_1 v_2 $\dfrac{v_1}{v_2} = \dfrac{n_2}{n_1}$

e i_1 i_2 $\dfrac{i_2}{i_1} = \dfrac{n_1}{n_2}$

1 a b c　2 a b e　3 a d e　4 b c d　5 c d e

◇キーワード

◇解　説

1 2

1

2

1 v_1 i_1 v_2 i_2

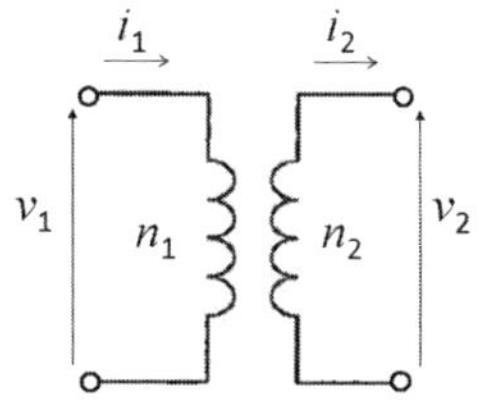

$$\frac{v_2}{v_1} = \frac{n_2}{n_1}$$

$$\frac{i_2}{i_1} = \frac{n_1}{n_2}$$

a

b

c

$$\frac{Z_2}{Z_1} = \frac{(v_2/i_2)}{(v_1/i_1)} = \frac{(n_2/n_1)}{(n_1/n_2)} = \frac{(n_2)^2}{(n_1)^2}$$

［正解　2］

2 2008 P160 P164

◇過去５年間に出題された関連問題

［２７回－午後－問題５３］ 図１の回路において図２に示す電圧 v_1 と v_2 を入力した場合、出力電圧 v_o の波形で正しいのはどれか。ただし、Ａは理想演算増幅器とする。（医用電気電子工学）

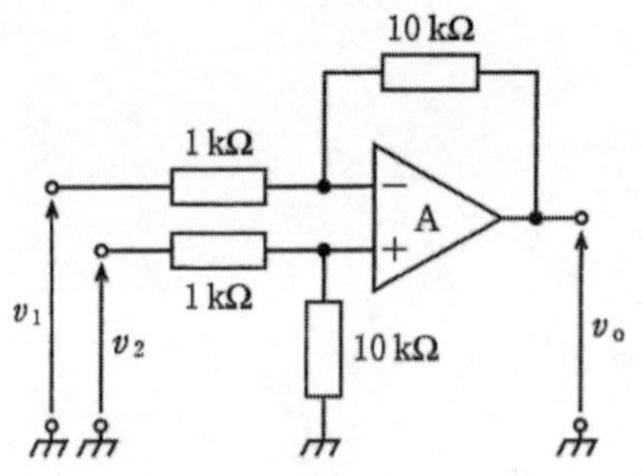

図１

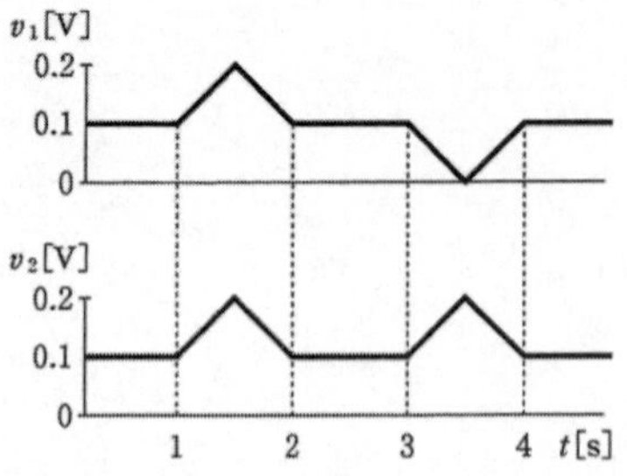

図２

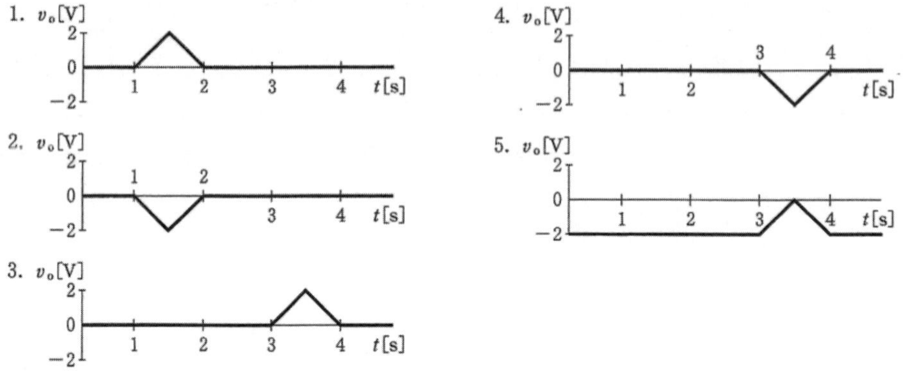

◆キーワード

演算増幅器（オペアンプ）　減算回路（差動増幅回路）

◆解　説

図１の回路は、演算増幅器（オペアンプ）Ａを用いた減算回路である。入力電圧 v_1 と v_2 の信号差を、回路を構成する抵抗比にて増幅し、出力電圧 v_o を出力する。この関係式は以下の通りとなる。

$$v_o = \frac{10k\Omega}{1k\Omega} \times (v_2 - v_1) = 10 \times (v_2 - v_1)$$

図２の入力電圧 v_1 と v_2 は時間帯により変化するため、これらの時間帯を分けて考えると、

① t [s] = 0 ~ 1s、2 ~ 3s、4s～の時間帯は、$v_1 = v_2 = 0.1$V(一定)より、$v_o = 10 \times (0.1 - 0.1) = 0$ V

② t [s] = 1 ~ 2s の時間帯は、v_1 最大値 = 0.2V、v_2 最大値 = 0.2V 同相のため、v_o 最大値 $= 10 \times (0.2 - 0.2) = 0$ V

③ t [s] = 3 ~ 4s の時間帯は、v_1 最大値 = 0V、v_2 最大値 = 0.2V より、v_o 最大値 $= 10 \times (0.2 - 0) = 2$ V

となる。したがって、上記時間帯で出力波形 v_o を描くと、正解は３となる。

［正解　３］

<文　献>

中島章夫　編：臨床工学講座　医用電子工学．医歯薬出版．2011．P119～P120

◆過去５年間に出題された関連問題

［２２回－午後－問題５４］　［２６回－午後－問題５４］

［２７回－午後－問題５４］　図は照度計などに用いられるフォトダイオードを用いた光計測回路であり、入射光強度に比例した電圧が出力される。この回路がもつ機能はどれか。

ただし、A は理想演算増幅器とし、フォトダイオードは入射光に応じた電流を出力するものとする。(医用電気電子工学)

1. 電圧電流変換
2. 電圧増幅
3. 電流電圧変換
4. 乗　算
5. 加減算

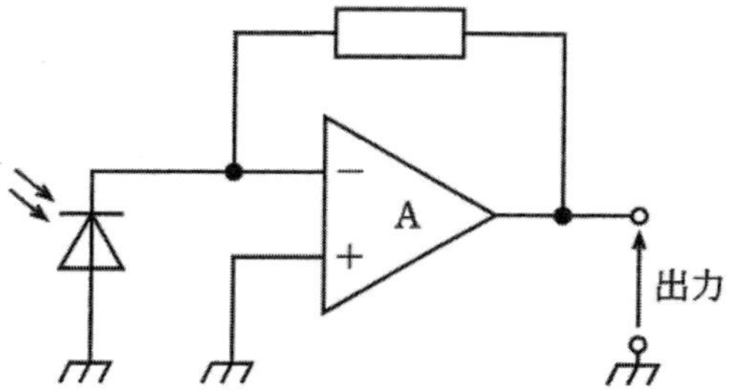

◆キーワード

フォトダイオード　演算増幅器　増幅回路　演算回路

◆解　説

演算増幅器（オペアンプ）を用いた反転増幅回路や非反転増幅回路は、入力信号である電圧を増幅して電流として出力する電圧電流変換の機能をもつ。この問題における図の回路は、フォトダイオードなどの電流出力のセンサ信号を増幅して、電圧を出力する電流-電圧変換回路である。

1. 電圧電流変換回路は、入力電圧に比例した出力電流を流す回路である。最も簡単な回路は、オペアンプ 1 個と抵抗で構成される。ただし、入力信号は電圧である。
2. 電圧増幅回路は、入力電圧を任意の増幅度で増幅した電圧として出力する回路である。最も簡単な回路はオペアンプ 1 個と抵抗で構成される。
3. 電流電圧変換回路は、入力電流に比例した電圧を出力する回路である。最も簡単な回路は、オペアンプ 1 個と抵抗で構成される。ただし、入力信号は電流である。
4. 乗算回路は、2 つ以上の入力信号を乗算した結果を出力する回路である。最も簡単な回路は、オペアンプ 1 個と抵抗で構成される。
5. 加減算回路は、加算回路と減算回路を組み合わせた 2 つ以上の入力信号を持つ回路である。最も簡単な回路は、オペアンプ 2 個と抵抗で構成される。

［正解　3］

<文　献>

白土義男　編：図解 アナログ IC のすべて―オペアンプからスイッチドキャパシタまで．東京電機大学出版局．1986．P73～P151

◆過去５年間に出題された関連問題

該当なし

［２７回－午後－問題５５］ 図の回路について、正しいのはどれか。ただし、Aは理想演算増幅器とする。（医用電気電子工学）

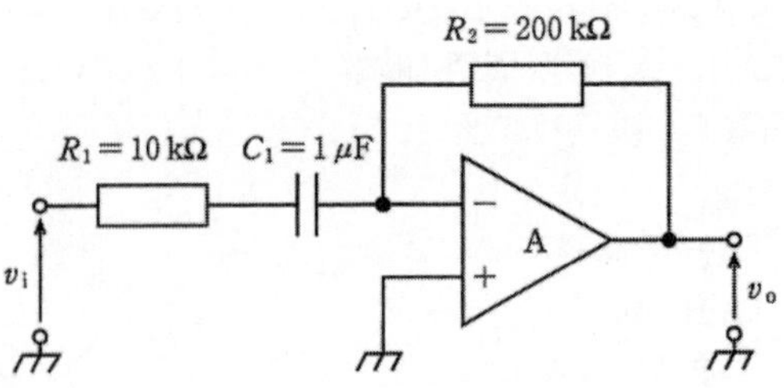

a. 時定数は 20ms である。
b. 通過域での増幅度は 20dB である。
c. 直流成分はカットされる。
d. コンデンサ C_1 と抵抗 R_2 に流れる電流は等しい。
e. 入力インピーダンスは抵抗 R_1 と R_2 で決まる。

1. a、b　　2. a、e　　3. b、c　　4. c、d　　5. d、e

◆キーワード

不完全微分回路　理想演算増幅器

◆解　説

図の回路は、不完全微分回路であり、微分回路のコンデンサ C_1 に対して直列に抵抗 R_1 を接続したものである。不完全微分回路の利得は微分回路の利得と同様に、入力側の抵抗 R_1 とコンデンサ C_1 の直列合成インピーダンス Z を計算し、反転増幅回路の利得の式を利用することで導出できる。

$$\frac{v_O}{v_i} = -\frac{R_2}{Z} = -\frac{R_2}{\dfrac{1+j\omega R_1 C_1}{j\omega C_1}} = -\frac{R_2}{R_1}\frac{j\omega R_1 C_1}{1+j\omega R_1 C_1}$$

ここで、角周波数 ω が十分に小さい領域（阻止域）を考えると、$1 \gg j\omega C_1 R_1$ となり、一般的な微分回路の増幅度（$v_O / v_i = -j\omega R_2 C_1$）と等しくなる。つまり、不完全微分回路は微分回路として機能する。

一方で、角周波数が十分に大きい領域（通過域）で考えると、$1 \ll j\omega C_1 R_1$ となり、一般的な反転増幅回路増幅度（$v_O / v_i = -R_2 / R_1$）と等しくなる。つまり、不完全微分回路は反転増幅回路として機能する。

1. この回路の時定数 τ は、$\tau = C_1 R_1$[s]で表される。数値を代入したときの時定数は 10 ms
2. 通過域での増幅度 A_v[dB]は、$A_v = 20\log_{10}|R_2/R_1|$ である。数値を代入したときの増幅度は 26 dB
3. コンデンサは、直流成分を遮断し、高い周波数の交流成分ほど通しやすいという性質を持つ。
4. オペアンプ A は理想演算増幅器であるため、入力インピーダンスが∞である。このとき、抵抗 R_1 とコンデンサ C_1 を流れる電流は、オペアンプの入力端子には流れずに全て抵抗 R_2 を流れる。
5. 反転増幅回路の入力インピーダンスは、入力回路の抵抗に等しくなる。本問題の合成インピーダンス Z_i はは C_1 の容量リアクタンス X_{C1}（$=1/\omega C_1$）と抵抗 R_1 で定まる。$Z_i = R_1 - jX_{C1}$

［正解　4］

＜文　献＞

稲岡秀検ほか 編：臨床工学技士のための基礎電子工学．コロナ社．2010．P64～P66

◆過去５年間に出題された関連問題

該当なし

［２７回－午後－問題５６］　図のような２段構成の増幅器の入力 v_i に振幅 1mV の信号を入力したところ出力 v_o の振幅は 1V であった。増幅器1の増幅度が 26dB であるとき、増幅器2の増幅度[dB]はどれか。（医用電気電子工学）

1. 14
2. 20
3. 34
4. 46
5. 50

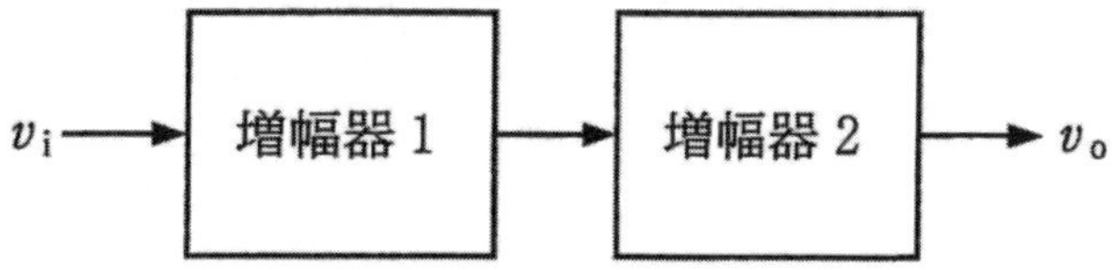

◆キーワード

利得（増幅度、ゲイン）　多段増幅

◆解　説

入力 v_i は、増幅器 1 と増幅器 2 の 2 段構成の増幅器により、1000 倍（1mV→1V）に増幅されている。このときの全体増幅度 A_V[倍]、それを dB 値に換算した利得を G_V[dB]とおくと、

$$G_V[\mathrm{dB}] = 20\log_{10}\left|\frac{\text{出力電圧}v_o}{\text{入力電圧}v_i}\right| = 20\log_{10}|A_V| = 20\log_{10}10^3 = 60$$

したがって、

60[dB]（2 段増幅器）＝26[dB]（増幅器 1）＋x [dB]（増幅器 2）から、x＝34[dB]となる。

ちなみに、１段目増幅器 26dB と２段目増幅器 34dB をそれぞれ倍率にて換算すると、

１段目：$26 = 20 + 6 = 20\log_{10}(10^2) + 20\log_{10}(2) = 20\log_{10}(2\times10^2) = 20\log_{10}(200)$　→　200 倍

２段目：$34 = 40 - 6 = 20\log_{10}(100) - 20\log_{10}(2) = 20\log_{10}(10^2/2) = 20\log_{10}(50)$　→　50 倍

［正解　3］

＜文　献＞

松尾正之ほか　編：改訂 医用電子工学．コロナ社．2008．P98～P99

◆過去５年間に出題された関連問題

［２２回－午前－問題５３］　［２３回－午前－問題５７］

[２７回－午後－問題５７]　通信方式について正しいのはどれか。(医用電気電子工学)

a. 信号の振幅に応じて搬送波の位相を変調する方式を PWM という。

b. 信号の振幅に応じて搬送波の振幅を変調する方式を FM という。

c. 信号の振幅をパルス符号に対応させて変調する方式を PCM という。

d. 0、1 の 2 値信号を周波数の高低に対応させて変調する方式を FSK という。

e. 周波数帯域を分割して多チャネル信号を多重化する方式を TDM という。

1. a、b　　2. a、e　　3. b、c　　4. c、d　　5. d、e

◆キーワード

正弦波変調　パルス変調　多重化伝送方式

◆解　説

音声や画像などの情報信号を遠方へ送る際に、情報信号の周波数より高い周波数を持つ搬送波に情報信号を乗せて送る。搬送波として高周波の正弦波変調や搬送波としてパルス波を用いるパルス変調がある。また、送りたい情報信号に応じてアナログ変調とディジタル変調に分類される。

a. 信号の振幅に応じて搬送波の位相を変調する方式は、位相変調（PM：Phase Modulation）である。

b. 信号の振幅に応じて搬送波の振幅を変調する方式は、振幅変調（AM：Amplitude Modulation）である。

c. PCM（Plus Code Modulation：パルス符号変調）は A/D 変換を行うことと同義であり、アナログ信号を 0、1 のディジタル情報に符号化する。

d. FSK（Frequency Shift Keying：周波数偏移変調）は 0、1 の 2 値情報を正弦波の周波数高低に対応付けて変調するディジタル変調の一種である。

e. 周波数帯域を分割して多チャネル信号を多重化する方式は、周波数分割多重方式（FDM：Frequency-Division Multiplexing）である。TDM（Time-Division Multiplexing）は時分割多重方式と呼び、端末に送信時間を割り当て、多重伝送を実現する。

［正解　4］

＜文　献＞

中島章夫ほか　編：臨床工学講座　医用電子工学．医歯薬出版．2010．P219～P247

◆過去５年間に出題された関連問題

［２４回－午前－問題５７］

［２７回－午後－問題５８］ **誤っている**組合せはどれか。(医用電気電子工学)

1. オペレーティングシステム ―――――― UNIX
2. アプリケーションソフトウェア ――――― メーラー
3. データベース ―――――――――――― 検 索
4. フローチャート ――――――――――― HTML
5. プログラミング言語 ―――――――――― C++

◆キーワード

オペレーティングシステム　アプリケーションソフトウェア　プログラミング言語

◆解 説

狭義のソフトウェアはプログラムのことを指し、アプリケーションソフトウェア、オペレーティングシステム、ミドルウェアに大別することができる。アプリケーションソフトウェア（応用ソフトウェア）は個別の目的に合わせて用いられる専用プログラムで、文書作成ソフトや表計算ソフト、データベース、Web ブラウザなどがある。オペレーティングシステム（OS、基本ソフトウェア）はアプリケーションソフトウェアが効率よくハードウェアを使えるように、ファイルシステムの管理やユーザインターフェースの提供など基盤となる機能を担うプログラムで、Windows、Mac OS、Linux、UNIX などがある。ミドルウェアはオペレーティングシステムでは提供されないが多くのアプリケーションソフトウェアが共通に利用する基本的な処理機能を提供するプログラムで、データベース管理システム（DBMS）やソフトウェア開発支援ツールなどがある。

ソフトウェアはプログラミング言語によって記述され、プログラミング言語は低水準言語（低級言語）と高水準言語（高級言語）に大別される。低水準言語はハードウェアを直接制御するのに適した言語で、機械語やアセンブリ言語がある。高水準言語はより人間の言葉に近い形式で表現される言語で、C 言語や、BASIC、COBOL などがある。

1. UNIX はアメリカ AT&T 社のベル研究所で開発されたオペレーティングシステムで、独自の拡張が施された多くの派生 OS が開発され、科学技術計算や基幹業務サーバなどで多く採用されている。
2. メーラーはアプリケーションソフトウェアの一種で、電子メールの送受信に用いられる。
3. データの集合またはその管理システムをデータベースという。データベースの利用に際してはキーワードや並べ方を指定した検索を行い、目的とする情報を見つけ出す必要がある。
4. フローチャートはプログラムなどの処理の手順を図で示した流れ図であるが、HTML はウェブページの記述に用いるマークアップ言語であり、両者に関連性はない。
5. C++（シー・プラス・プラス）は C 言語の機能を拡張したプログラミング言語で、オペレーティングシステムからアプリケーションソフトウェアまで様々なプログラムの開発に用いられる汎用プログラミング言語である。C 言語、C++ともに高水準言語である。

［正解 4］

＜文 献＞

菊地 眞ほか 編：臨床工学講座 医用情報処理工学. 医歯薬出版. 2010. P71～P93

◆過去５年間に出題された関連問題

［２３回－午後－問題５６］ ［２４回－午前－問題５９］ ［２５回－午前－問題５７］

［２7回－午後－問題５９］ 通信速度 10Mbps の通信路で 10Gbps のデータを転送するのに要する時間[s]はどれか。(医用電気電子工学)

1. 0.1
2. 1
3. 10
4. 100
5. 1000

◆キーワード

通信速度　転送時間　データ量

◆解　説

bps（bits per second）は通信回線などのデータ転送速度の単位であり、1秒間あたりに転送できるデータ量(bit）を表す。通信速度 10Mbps の通信路は1秒間に 10Mbit のデータを転送することができる。

通信路の通信速度、転送するデータ量、転送時間の関係は次の式で表される。

転送時間[s]＝データ量[bit]÷通信速度[bps]

よって、10Gbit のデータを転送するのに要する時間[s]は、
10G÷10M＝10,000,000,000÷10,000,000＝1,000[s]

［正解　5］

＜文　献＞

菊地　眞ほか 編：臨床工学講座　医用情報処理工学．医歯薬出版．2010．P67

◆過去５年間に出題された関連問題

［２３回－午後－問題５７］　［２４回－午後－問題５７］

［２７回－午後－問題６０］　論理回路に図のような入力A、Bをあたえたとき、出力はCであった。
この論理回路はどれか。（医用電気電子工学）

1. AND
2. OR
3. XOR
4. NAND
5. NOR

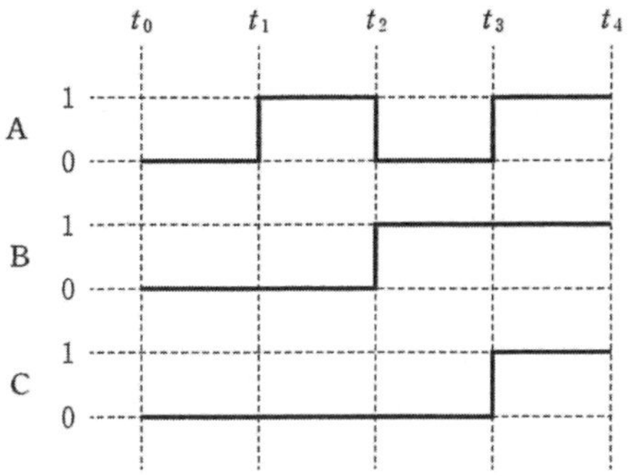

◆キーワード

論理回路　論理演算　真理値表

◆解　説

コンピュータの内部では文字や画像を含むあらゆる情報が２進数で表現されるが、２進数で表現された情報はAND、OR、NOTの３種類の基本演算の組合せによってすべて処理することが可能である。２進数を扱うこのような演算を、１と０を真（true）と偽（false）にあてはめて論理演算とよぶ。また各論理演算を実現する回路を論理回路といい、その入力と出力の関係を２値で表したものを真理値表という。

代表的な論理回路とその真理値表は以下のとおりである。問題の図において、入力A、Bと出力Cの時系列関係はAND回路（論理積）の真理値表に応じたものと一致する。

AND（論理積）		
入力		出力
A	B	C
0	0	0
0	1	0
1	0	0
1	1	1

OR（論理和）		
入力		出力
A	B	C
0	0	0
0	1	1
1	0	1
1	1	1

NOT（論理否定）	
入力	出力
A	C
0	1
1	0

NAND（否定論理積）		
入力		出力
A	B	C
0	0	1
0	1	1
1	0	1
1	1	0

NOR（否定論理和）		
入力		出力
A	B	C
0	0	1
0	1	0
1	0	0
1	1	0

XOR（排他的論理和）		
入力		出力
A	B	C
0	0	0
0	1	1
1	0	1
1	1	0

［正解　1］

<文　献>

菊地　眞ほか　編：臨床工学講座　医用情報処理工学．医歯薬出版．2010．P29～P33

◆過去５年間に出題された関連問題

［２４回－午後－問題５９］　［２６回－午後－問題６１］

［２７回ー午後ー問題６１］ DC～10kHz の帯域からなるアナログ信号をAD 変換するとき、エイリアシングを起こさない最小のサンプリング周波数[kHz]はどれか。(医用電気電子工学)

1. 5
2. 10
3. 15
4. 20
5. 25

◆キーワード

AD 変換　標本化　サンプリング周波数　サンプリング定理

◆解　説

アナログ信号をデジタル信号に変換することをAD 変換という。AD 変換は標本化、量子化、符号化の３段階で行われ、各段階では以下の処理が行われる。

①標本化 ………… 入力信号を一定の時間間隔で取り込む。
②量子化 ………… 標本化によって得られた信号値を離散値で近似する。
③符号化 ………… 量子化された離散値を２進数に変換する。

このうち標本化のことをサンプリングともいい、標本化を行う時間間隔をサンプリング間隔（またはサンプリング周期）[s]、その逆数をサンプリング周波数［Hz］という。サンプリング周波数は１秒間に行うサンプリングの回数を表す。

標本化においては、「入力信号の波形を忠実に再現するには、サンプリング周波数は、入力信号の持つ最高の周波数の 2 倍以上の周波数が必要である。」ということが知られており、これをサンプリング定理（標本化定理）という。

入力信号の最高周波数 10 kHz×2＝20 kHz　←サンプリング定理による最小サンプリング周波数

［正解　4］

＜文　献＞

中島章夫　編：臨床工学講座　医用電子工学．医歯薬出版．2009．P171～P174

◆過去５年間に出題された関連問題

［２３回ー午前ー問題６２］　［２４回ー午前ー問題６２］　［２６回ー午後ー問題５７］

［２７回－午後－問題６２］ ０から2Vの電圧を、分解能1mV以下でAD変換するときに必要な最小量子化ビット数はどれか。（医用電気電子工学）

1. 8
2. 9
3. 10
4. 11
5. 12

◆キーワード

AD変換　量子化　量子化ビット数　量子化幅　分解能

◆解　説

アナログ信号をデジタル信号に変換することをAD変換という。AD変換は標本化、量子化、符号化の３段階で行われ、各段階では以下の処理が行われる。

①標本化 ………… 入力信号を一定の時間間隔で取り込む。
②量子化 ………… 標本化によって得られた信号値を離散値で近似する。
③符号化 ………… 量子化された離散値を２進数に変換する。

AD変換後の出力は２進数となるが、ここで用いる２進数の桁数を「量子化ビット数」という。量子化ビット数が多いほどよりきめ細かく記録することができ、量子化の精度（分解能）を向上させることができる。分解能は量子化後の離散値の間隔（量子化幅）に相当するため、次式で求められる。

分解能[V]＝入力信号の範囲[V]÷2^n　（n：量子化ビット数）

問題では、0～2Vの範囲の入力信号を分解能（＝量子化幅）1mV以下でAD変換することから、

$0.001 \geqq (2-0) \div 2^n$

を満たす最小のnが答えとなる。式を変形して、

$1 \geqq 2000 \div 2^n$
$2^n \geqq 2000$

よって、n=11

［正解　4］

<文　献>

中島章夫　編：臨床工学講座　医用電子工学．医歯薬出版．2009．P171～P174

◆過去５年間に出題された関連問題

［２２回－午前－問題６２］　［２３回－午後－問題６０］　［２４回－午後－問題６０］
［２５回－午後－問題６０］　［２６回－午前－問題６０］

［２７回－午後－問題６３］　図のブロック線図の伝達関数(Y/X)はどれか。ただし、sはラプラス変換後の変数を表す。(医用電気電子工学)

1. $\dfrac{sCR}{1+sCR}$

2. $\dfrac{1}{1+sCR}$

3. $\dfrac{R}{R+sC}$

4. $\dfrac{sCR}{1-sCR}$

5. $\dfrac{1}{1-sCR}$

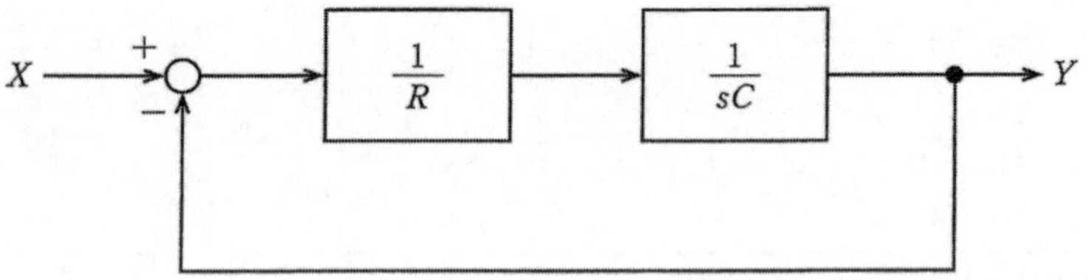

◆キーワード

システム　伝達関数　ブロック線図

◆解　説

ブロック線図は、システムの構成要素をブロックで表現し、信号の流れや結合の様子を視覚的に表現したものであり、各要素の特性を、時間関数をラプラス変換した「伝達関数」を用いて表現することで、システム全体の特性をより簡単に解析することができる。

問題のブロック線図では、構成要素が直列結合および（ネガティブ）フィードバック結合をしていることが特徴である。① 直列結合部分は構成要素の積で表される ② フィードバック結合部分は入力Xに出力と同じYがマイナスで加わることから、出力Ｙは次の式で表される。

$$Y=(X-Y)\cdot\frac{1}{R}\cdot\frac{1}{sC}$$

これを変形して、

$$Y=X\cdot\frac{1}{sCR}-Y\cdot\frac{1}{sCR}$$

$$Y+Y\cdot\frac{1}{sCR}=X\cdot\frac{1}{sCR}$$

$$Y(1+\frac{1}{sCR})=X\cdot\frac{1}{sCR}$$

よって、

$$\frac{Y}{X}=\frac{1}{sCR}\div\left(1+\frac{1}{sCR}\right)=\frac{1}{sCR}\times\frac{1}{1+\frac{1}{sCR}}=\frac{1}{sCR+1}$$

［正解　2］

<文　献>

嶋津秀昭ほか　著：臨床工学講座　医用システム・制御工学．医歯薬出版．2012．P89～P94

◆過去５年間に出題された関連問題

［２３回－午前－問題６３］　［２６回－午前－問題６２］

［２７回－午後－問題６４］ ３絶対気圧で、高気圧酸素治療を行ったとき、成人の動脈血で正しいのはどれか。(生体機能代行装置学)

1. 溶解型酸素量が結合型酸素量よりも多くなる。
2. 酸素含量は大気圧下酸素呼吸の約３倍に増える。
3. 二酸化炭素分圧は３倍になる。
4. 酸素分圧は約 2200mmHg になる。
5. 結合型酸素量は約 60vol%になる。

◆キーワード

高気圧酸素治療

◆解　説

血液中の酸素には、ヘモグロビン（Hb）と結合する「結合型酸素」と、血液に含まれる液体成分すなわち血漿中に酸素分圧と比例して溶け込む(ヘンリーの法則)溶け込む「溶解型酸素」の２種類がある。酸素含量(CaO_2)は、「結合型酸素」と「溶解型酸素」の総和である。ここで、高気圧酸素治療とは、２絶対気圧（ATA）以上で一定時間（60 分程度）の条件下において高濃度酸素（100%）を吸入し、動脈血中酸素分圧（PaO_2）を著しく上昇させ、動脈血中溶解酸素量を増加させる治療法である。

結合型酸素量（vol%） ＝ SaO_2（%） ×Hb 量（g/dL） ×1.39（mL/g）　［1.39；Hb 1g 当たりの酸素容量］

溶解型酸素量（vol%） ＝ 0.003×PaO_2（mmHg）　[0.003；酸素溶解度]

結合型酸素量（大気圧　空気吸入） ＝ 0.98×15(g/dL)×1.39(mL/g) ≒20.4(vol%)

結合型酸素量（3 気圧　純酸素吸入） ＝ 0.98×15(g/dL)×1.39(mL/g) ≒20.4(vol%)

溶解型酸素量（大気圧　空気吸入） ＝ 0.003×100＝0.3(vol%)

溶解型酸素量（3 気圧　純酸素吸入） ＝ 0.003×2183 ≒ 6.5(vol%)

肺胞気酸素分圧の計算

P_AO_2 ＝ 760mmHg × 環境気圧（ATA）－（飽和水蒸気圧）×（吸入気酸素濃度）－（肺胞内二酸化炭素分圧）

3ATA で純酸素（100%）吸入：(760×3－47)×1.0－ 40 ≒ 2200mmHg

1ATA で空気（0.21）吸入：(760－47)×0.21－40/0.8 ≒ 100mmHg

1. 溶解型酸素量が結合型酸素量よりも多くはない。
2. ３倍にはならない。
3. 高気圧酸素療法では、動脈血中酸素分圧の上昇がある。二酸化炭素分圧の上昇は、低酸素血症、高炭酸ガス血症、呼吸不全などを疑う。
5. 60vol%にはならない。

［正解　４］

＜文　献＞

廣瀬　稔ほか　編：臨床工学講座　生体機能代行技術　呼吸療法装置．医歯薬出版．2011．P91～P94

◆過去５年間に出題された関連問題

［２２回－午前－問題６４］　［２３回－午後－問題６６］　［２４回－午前－問題６６］
［２５回－午前－問題６７］　［２６回－午後－問題６４］　［２６回－午後－問題６８］

［27回－午後－問題65］ 人工鼻の短所はどれか。（生体機能代行装置学）

a. うつ熱
b. 過剰加湿
c. 死腔増加
d. 呼吸抵抗増加
e. 人工呼吸器関連肺炎の増加

1. a、b　　2. a、e　　3. b、c　　4. c、d　　5. d、e

◆キーワード

人工鼻

◆解　説

人工鼻（HEM）は、人工呼吸器回路と気管内チューブの間に装着して使用する器具であり、患者自身の呼気ガスに含まれる湿度と温度（熱）を保湿膜にて捕捉して貯え、次に行われる吸気ガスに放出させ加湿する。このため、加温加湿器は不要となる。しかし、人工鼻は加温加湿器と異なり能動的な水分補給も加温もしないために、吸気絶対湿度は 30mg/L 前後であり気道の加湿という面では加温加湿器に及ばない。人工鼻には、内部構造に細菌・ウイルスを通さない素材を用いることにより、病原体のフィルタとしての役割も兼ねるタイプがある。

利点　①加温加湿器に比べ取り扱いが簡便
　　　②呼吸回路が単純化される
　　　③呼吸回路の結露がない
　　　④フィルタ機能があるため機械側から患者への汚染およびその逆の汚染の発生率を減らすことができる
欠点　①喀痰や気管内分泌物が粘稠な場合に呼気抵抗の増大がある
　　　②換気量が大きい場合やリークがある場合（小児含む）などでは加湿不足となる場合がある
　　　③人工鼻の容量はそのまま死腔となる（機械的死腔）
　　　④ネブライザや加温加湿器との併用はできない
　　　⑤重量による気管チューブの脱落に注意する

a. 加温加湿器で吸入気温度が高すぎる場合には原因になりうる。
b. 加温加湿器で吸入気温度が高すぎる場合には原因になりうる。
e. フィルタ機能があるため人工呼吸器関連肺炎の減少。

［正解　4］

＜文　献＞

廣瀬　稔ほか　編：臨床工学講座　生体機能代行技術　呼吸療法装置．医歯薬出版．2011．P117～P121

◆過去5年間に出題された関連問題

［23回－午後－問題63］　［25回－午後－問題67］

［２７回－午後－問題６６］ 慢性呼吸不全の侵襲的人工呼吸開始基準として**誤っている**のはどれか。(生体機能代行装置学)

1. 去痰不能
2. 奇異性呼吸
3. PaO_2（空気呼吸下）≦ 60mmHg
4. 動脈血 pH ≦ 7.20
5. 呼吸数 ＞ 40 回／分

◆キーワード

人工呼吸器開始基準

◆解　説

慢性呼吸不全症例における侵襲的人工呼吸の開始基準は、低酸素血症や高二酸化炭素血症に順応している場合が多いため急性呼吸不全の開始基準とは異なっている。

1. 去痰不能など自力で気道分泌物が排出できない場合、呼吸器合併症の原因となるため人工呼吸器の適応となる。
2. 奇異性呼吸とは、①左右胸郭の動きが非対称、②胸部と腹部の動きが非同調、③胸郭の一部が他と逆動作、など、慢性呼吸不全の増悪時にみられる呼吸性運動を指し人工呼吸器の適応となる。
3. 動脈血酸素分圧が空気呼吸下で 60mmHg 以下という開始基準は、急性呼吸不全例に用いられるものであり、慢性呼吸不全例では 45mmHg 以下となる。
4. 慢性呼吸不全例では日常的に高二酸化炭素血症の場合が多く、換気効率面からみた人工呼吸開始基準には、動脈血二酸化炭素分圧値よりも動脈血 pH（pH≦7.20）が用いられる。
5. 呼吸数からみた人工呼吸器開始基準は、40 回／分以上 または６回／分以下 である。

［正解　3］

＜文　献＞

安本和正ほか：第 10 回３学会合同呼吸療法認定士指定講習会テキスト．３学会合同呼吸療法認定士認定委員会．2005．P309

◆過去５年間に出題された関連問題

該当なし

［27回－午後－問題67］ 病態とその指標の変化との組合せで、**誤っている**のはどれか。(生体機能代行装置学)

1. 肺拡張低下 ―――――― V_T 低下
2. 呼吸筋疲労 ―――――― MVV（最大自発換気量）低下
3. 肺胞換気低下 ――――― $PaCO_2$ 上昇
4. 低酸素血症 ―――――― SpO_2 低下
5. 高二酸化炭素血症 ――― $A\text{-}aDO_2$ 開大

◆キーワード

高二酸化炭素血症　低酸素血症

◆解　説

$A\text{-}aDO_2$（肺胞気動脈血酸素分圧較差）は、肺胞レベルのガス交換障害を判定する際に用いられる数値である。これは、肺胞内と動脈内の酸素分圧の比較で肺胞における酸素の拡散の程度を反映するもので、二酸化炭素の拡散ではない。($A\text{-}aDO_2 = P_AO_2 - PaO_2 = PIO_2 - PaCO_2 / 0.8 - PaO_2$)

$A\text{-}aDO_2$ の開大（Ⅰ型呼吸不全）
①換気血流不均等（間質性肺炎、肺水腫、ARDS、COPD など）
②拡散障害（間質性肺炎、肺水腫、ARDS、COPD など）
③シャント（先天性心疾患、無気肺、肺動静脈瘻）
Ⅱ型呼吸不全は、高二酸化炭素血症を呈する。肺胞低換気のため酸素の拡散障害ないので、$AaDO_2$ は開大しない。

1. 胸郭拡張性低下は、一回換気量は減少する。
2. MVV（最大自発換気量）は、肺の予備力検査で、12 秒間できるだけ大きく、かつできるだけ早く最大換気を続けて測定し、得られた値を5倍して分時換気量とする。呼吸筋疲労では横隔膜の働きが低下するので、MVV は低下する。
3. 肺胞低換気では、肺胞での有効換気が減少し、O_2 摂取と CO_2 の排出が十分に行われないため $PaCO_2$ は上昇する。
4. 低酸素血症は、動脈血中の酸素が不足した状態をいう。酸素飽和度は低下する。

［正解　5］

<文　献>

廣瀬　稔ほか　編：臨床工学講座　生体機能代行装置学　呼吸療法装置．医歯薬出版．2011．P59～P71

◆過去5年間に出題された関連問題

該当なし

［27回－午後－問題68］ 第1種高気圧酸素治療装置でモニタしてよい生体情報はどれか。(生体機能代行装置学)

a. 脳　波

b. 橈骨動脈血圧

c. SpO_2

d. カプノグラム

e. 心電図

1. a、b　2. a、e　3. b、c　4. c、d　5. d、e

◆キーワード

第1種高気圧酸素治療装置

◆解　説

日本高気圧環境・潜水医学会「高気圧酸素治療の安全基準」（平成22年11月26日最終校正）には、「第1種装置の内部に設けられる電気機器等は、**心電計及び脳波計の電極**、通話・通信装置のマイクロホン、スピーカ及び警報用ブザー（又は電鈴）のスイッチのほか、本質安全防爆構造等により前項の環境条件のもとで防爆性能を有したものに限るものとする。第1種装置の内部には、この項に規定する電気機器以外のものを使用する目的で電力供給用の配線、端子又は電源回路等を設けてはならない。」
となっている。

［正解　2］

＜文　献＞

小野哲章ほか　編：臨床工学技士標準テキスト．金原出版．2010．P340

日本高気圧環境・潜水医学会「高気圧酸素治療の安全基準」（平成22年11月26日最終校正）

（公社）日本臨床工学技士会　高気圧酸素治療業務指針検討委員会　高気圧酸素治療業務指針

◆過去5年間に出題された関連問題

該当なし

［２７回－午後－問題６９］ 遠心ポンプについて正しいのはどれか。（生体機能代行装置学）

a. ローラポンプよりも血液損傷は強い。

b. 同一回転数でも冷却時には流量が低下する。

c. ポンプ回転中に送血回路をクランプしても回路破裂しない。

d. 気泡が混入しても体に送り込まれることはない。

e. ポンプ停止時に逆流が生じない。

1. a、b　　2. a、e　　3. b、c　　4. c、d　　5. d、e

◆キーワード

遠心ポンプ　ローラポンプ

◆解　説

遠心ポンプは磁石によってモーターと結合した回転子が回ることにより送血する。回転子の中心部から血液が流入し回転体により遠心力が生じ、外周にある流出口から血液が吐出される。回転子はインペラー型、コーン型、直線流路型に分類される。内部の回転子は1000～5000回転/分で回転する。遠心ポンプは送血圧力が上昇すると流量が低下する特性があるために、流量計の装着が必要である。また回路が閉塞しても、危険な圧力が発生しにくい。

a. ローラポンプに比べ血液損傷は少ない。

b. 血液温が下がると粘性が増し、流量が低下する。

c. 回路が閉塞しても回転子が空回りするで、危険な圧力が発生しにくいため、回路の破裂には至らない。

d. 少量の空気が連続して流入した場合、空気が砕かれて送られる。

e. 回転子が停止すると逆流が生じる。

［正解　3］

<文　献>

安達秀夫ほか　編：人工心肺ハンドブック．中外医学社．2010．P69

◆過去５年間に出題された関連問題

［２４回－午前－問題７０］　［２５回－午後－問題７０］　［２６回－午前－問題６９］

［２７回－午後－問題７０］ 人工心肺による体外循環中の混合静脈血酸素飽和度（$S\bar{v}O_2$）について**誤っている**のはどれか。（生体機能代行装置学）

1. 肺動脈カテーテルで測定できる。
2. 過度の血液希釈によって低下する。
3. 50%は酸素供給不足を意味する。
4. 80%は低心拍出量状態を意味する。
5. 人工心肺中の冷却時には上昇する。

◆キーワード

混合静脈血酸素飽和度

◆解　説

体外循環中の混合静脈血酸素飽和度 は部分体外循環中であれば肺動脈カテーテルで測定できる。しかし、完全体外循環中は肺循環がなくなるので肺動脈カテーテルでは測定できない。人工心肺の脱血回路に測定用のセルを組み込んで連続的に測定することもある。混合静脈血酸素飽和度は65～70%以上を維持する。体外循環中に低下するときは酸素加不足、送血流量の不足、過度の希釈、生体側の酸素需要の増加が考えられる。

4. 70%以上なので、送血量、心拍出量は十分出ると判断できる。
5. 冷却時には生体の酸素需要が減少するので、混合静脈血酸素飽和度は上昇する。

［正解　4］

＜文　献＞

安達秀夫ほか　編：人工心肺ハンドブック．中外医学社．2010．P104

◆過去５年間に出題された関連問題

［２４回－午前－問題７４］　［２６回－午後－問題７２］

［２７回－午後－問題７１］ 人工心肺による体外循環中の操作で心筋酸素消費量を増加させるのはどれか。(生体機能代行装置学)

1. IABP の併用
2. 細動心の除細動
3. アドレナリンの投与
4. 左心腔内血液の吸引（ベンティング）
5. 部分体外循環から完全体外循環への移行

◆キーワード

心筋酸素消費量

◆解　説

心筋酸素需要量は冠状動脈血流量、血圧、薬剤等で変化する。心臓に対する負荷が増すと心筋酸素需要も増加する。心筋の酸素需要量は心室細動の状態が最も高く、次いで心拍動状態、大動脈遮断・心停止液注入後心停止時が最も低い。脱血が良好で、ベンティングも十分に行われ、心臓が空の状態で血液を駆出せずに空打ちしいる状態は常温では心室細動よりも酸素消費量は少ない。

1. IABP を使用すると心臓の後負荷の減少と冠動脈の血流の増加があり、酸素消費量は低下する。心臓の拡張期にバルンを拡張させて、拡張期圧を上昇させる。
3. アドレナリンを投与すると心臓の筋肉の力を強め、拍動を早くする。よって酸素消費量は増加する。
4. 部分体外循環中に左室内血液の吸引を行うと容量負荷が減少し、酸素消費量は減少する。
5. 部分体外循環から完全体外循環へ移行すると心臓に戻ってくる血液は全て人工心肺に行くことになる。よって心臓に対する負荷が減少し、心筋酸素消費量は減少する。

［正解　3］

<文　献>

小野哲章ほか　編：臨床工学技士標準テキスト．金原出版．2002．P296

◆過去５年間に出題された関連問題

該当なし

［２７回−午後−問題７２］ 人工心肺による体外循環で灌流圧低下を引き起こすのはどれか。(生体機能代行装置学)

a. 大動脈遮断解除
b. 血漿増量剤投与
c. 冷却開始
d. 血管収縮剤投与
e. 大動脈解離

1. a、b　2. a、e　3. b、c　4. c、d　5. d、e

◆キーワード

灌流圧

◆解　説

体外循環開始直後に灌流圧低下（イニシャルドロップ）を引き起こす事がある。原因としては急激な血液希釈による末梢血管抵抗の減少による。

心臓内部あるいは冠動脈への血流の流入を完全に止めるため大動脈基始部に大動脈遮断鉗子がかけられる。その際、鉗子操作による大動脈壁への負担を軽減するため、ポンプ流量を一時的に落として灌流圧を下げる。また、大動脈遮断解除の時も同様である。

送血管が十分に大動脈内に入ってない状態で送血すると、大動脈解離を起こす事がある。この際、偽腔に血液が送血され、灌流圧低下を招く。

b. 血漿増量剤（代用血漿等）を投与すると循環血漿量が増えるので灌流圧は上昇する。
c. 冷却は灌流圧にはほとんど影響しない。
d. イニシャルドロップを起こした時には末梢血管を収縮させ血圧を上昇させるために、血管収縮剤を投与する。

［正解　2］

<文　献>

安達秀夫ほか　編：人工心肺ハンドブック．中外医学社．2010．P29、P192

◆過去５年間に出題された関連問題

該当なし

[２７回－午後－問題７３] 補助人工心臓について**誤っている**のはどれか。(生体機能代行装置学)

1. 左室脱血は左房脱血よりも高流量を得やすい。
2. 体外設置型の拍動流型補助人工心臓は空気駆動方式のものが多い。
3. 体内埋込み型では主に連続流型が用いられる。
4. 欧米では末期重症心不全患者の最終治療として用いられている。
5. 患者の右心機能が低下すると左心補助人工心臓の補助流量は増加する。

◆キーワード

補助人工心臓

◆解　説

補助人工心臓VAS（VAD）は血液ポンプ機能のみを有する補助循環である。体内式と体外式がある。

体外式は容積型の拍動流ポンプが用いられ、空気によってダイヤフラムを押して血液を押し出す機構を持つ。体内式は、磁気浮上型遠心ポンプや、軸流ポンプが用いられている。これらは回転運動で血液を押し出すので、拍動ポンプに比べ、小型である。

1. 心室は心房に比べ筋肉に富んでおり、虚脱しにくいので心室脱血の方が高流量を得やすい。
2. 体外式はほとんどが空気駆動である。
3. 植え込みスペースの問題で小型化しやすい遠心型、軸流型が多い。
4. 末期重症心不全の最終治療は移植であり、補助人工心臓は移植までのブリッジで用いられる。
5. 右心機能が低下すると、左心系に戻る血液量が減少するので、左心補助流量は減少する。

［正解　5］

＜文　献＞

安達秀夫ほか　編：人工心肺ハンドブック．中外医学社．2010．P273

◆過去５年間に出題された関連問題

［２３回－午後－問７２］　［２６回－午後－問７３］

［２７回－午後－問題７４］ CAPDについて**誤っている**のはどれか。（生体機能代行装置学）

1. 在宅治療で使われる。
2. 溶質除去の原理は吸着である。
3. 血液透析に比べ中分子量物質の除去に優れる。
4. 被嚢性腹膜硬化症を起こすことがある。
5. 除水は透析液中のブドウ糖濃度に影響される。

◆キーワード

CAPD

◆解　説

連続携行式腹膜透析（CAPD）、腹腔内に留置した腹膜透析液用カテーテルを用いて腹腔内に貯留した透析液を排液し、新しい透析液（成人では1.5～2.5L）を注入する操作を１日約４回繰り返す方法である。

腹膜透析の溶質移動の原理は拡散であり、水分移動の原理は浸透を利用し、浸透圧物質にはグルコースが使用されており、腹膜透析液中のグルコース濃度は体液に比べ高い。

CAPDの合併症には細菌性腹膜炎、腹腔ヘルニア、胸水貯留、腰痛、肥満、高脂血症、希に重篤な腹膜硬化症があげられる。またCAPDが長期に渡ると腹膜が硬化して腸管閉塞をすることがある。腹膜硬化症の進行とともに症状が悪化し除水量も低下する。症状は吐き気や下痢に始まり、微熱、血性排液・血性腹水、腹部塊状物触知などである。炎症の場合はステロイド剤の投与を実施して改善を図るが、石灰化した腹膜は外科的治療が行われる。

1. 在宅治療である。通院は月 1～2 回程度ある。
2. 溶質除去の原理は拡散である。
3. 腹膜透析の特徴として、中・大分子物質の除去に優れる。
4. びまん性に肥厚した腹膜の広範な癒着により、持続的・間欠的あるいは反復性にイレウス症状を呈する症候群のこと。

［正解　2］

＜文　献＞

小野哲章ほか　編：臨床工学技士標準テキスト 第2版．金原出版．2012．P373

◆過去５年間に出題された関連問題

［２２回－午後－問題７４］　［２５回－午後－問題７７］　［２６回－午前－問題７７］

[２７回－午後－問題７５]　水処理システムの装置と除去する目的物質との組合せで正しいのはどれか。(生体機能代行装置学)

1. 逆浸透装置 ―――――――― 懸濁粒子
2. プレフィルタ ――――――― 遊離塩素
3. 活性炭吸着装置 ―――――― マグネシウムイオン
4. 軟水化装置 ―――――――― ナトリウムイオン
5. 限外濾過フィルタ ――――― エンドトキシン

◆キーワード

水処理システム

◆解　説

透析液は、透析液原液と希釈水により作製する。希釈水の原水は、主に水道水が使用される。水道水は、水道法の水質基準により安全な生活用水として使用されているが、透析液の希釈水としてそのまま水道水を使用することは問題が多い。このため、水処理装置を用いて不純物を除去し、純度の高い水を精製する必要がある。

水処理には、沈殿フィルタ、軟水化装置（イオン交換装置）、活性炭濾過装置、逆浸透装置、エンドトキシン捕捉フィルタなどが用いられる。

1. 懸濁粒子はプレフィルタで除去される。
2. 遊離塩素は活性炭濾過装置で除去される。
3. マグネシウムイオンは軟水化装置で除去される。
4. ナトリウムイオンは逆浸透装置で除去される。
5. エンドトキシンなどの除去を目的に限外濾過フィルタが利用される。

[正解　5]

<文　献>

小野哲章ほか　編：臨床工学技士標準テキスト 第2版．金原出版．2012．P363

◆過去５年間に出題された関連問題

[２２回－午前－問題７７]　[２２回－午後－問題７５]　[２３回－午前－問題７９]
[２６回－午前－問題７６]

［２７回−午後−問題７６］ 血液透析液について正しいのはどれか。（生体機能代行装置学） 1. ジギタリス服用患者ではカリウム濃度調整が必要である。 2. ナトリウム濃度が高いと低血圧を起こしやすい。 3. 糖尿病患者には無糖透析液を用いる。 4. 酢酸透析液は血管収縮を起こす。 5. 透析液はアルカリ化剤を含まない。

◆キーワード

血液透析液

◆解　説

透析液の役割、血液中の老廃物の除去、酸塩基平衡の是正、電解質の補正である。実際には透析液から透析膜を通して血液中へ重炭酸イオン（HCO_3^-）、や酢酸イオン（CH_3COO^-）を補充し電解質補正を行っている。一般に透析液は濃縮液として保存されており（透析液原液）、使用時に純水と濃縮液を約 34：1 の割合で希釈する。透析液にはアルカリ化剤が２種類あり、酢酸だけを使用する酢酸透析（アセテート透析）重炭酸透析（バイカーボネート透析）がある。透析液の組成は電解質、アルカリ化剤とブドウ糖からなり、細胞外液に近い組成である。

1. ジギタリス製剤の副作用で利尿薬との併用で低カリウム血症に陥りやすく、透析前のカリウム濃度が低い場合透析液側カリウム濃度を高く調整して血液透析施行することが有る。ジギタリス製剤はTDM（薬物治療モニタリング）実施対象の薬物である。
2. ナトリウム濃度が高いと、血圧は上昇する。
3. 無糖透析液を使用すると、低血糖を招く。
4. 酢酸は末梢血管拡張作用があり、低血圧を招く。
5. 透析患者は慢性の代謝性アシドーシスなので透析液からアルカリ化剤の補充が必要である。

［正解　1］

<文　献>

小野哲章ほか　編：臨床工学技士標準テキスト 第２版．金原出版．2012．P361

◆過去５年間に出題された関連問題

［２２回−午後−問題７９］　［２４回−午前−問題７８］　［２４回−午後−問題７９］
［２５回−午後−問題７９］　［２６回−午前−問題７５］

［２７回－午後－問題７７］ 慢性透析患者の三大死因に入るものはどれか。（生体機能代行装置学）

1. 肝硬変
2. 肺血栓塞栓症
3. 感染症
4. 尿毒症
5. 腸閉塞

◆キーワード

慢性透析患者の死因

◆解　説

一般社団法人 日本透析医学会　統計調査委員会の「わが国の慢性透析療法の現況」2013 年の死亡原因分類の調査結果は、心不全（26.9%）、感染症（20.8%）、悪性腫瘍（9.4%）、脳血管障害（7.2%）の順であった。

［正解　3］

＜文　献＞

社団法人日本透析医学会 統計調査委員会：わが国の慢性透析療法の現況 2013 年の死亡原因分類

◆過去５年間に出題された関連問題

該当なし

［２７回－午後－問題７８］ 透析中の空気誤入時の対処法で正しいのはどれか。（生体機能代行装置学）

a. 酸素吸入を行う。

b. 透析液流量を下げる。

c. 抗凝固薬の量を増やす。

d. 血管拡張薬を投与する。

e. 頭を低くして左側臥位をとらせる。

1. a、b　2. a、e　3. b、c　4. c、d　5. d、e

◆キーワード

空気誤入

◆解　説

空気誤入時の対処法：静脈回路遮断、トレンデレンブルグ体位（頭を低く下肢挙上）で左側臥位、酸素吸入高気圧療法

b. 透析液流量を下げても空気誤入の対処にはならない。

c. 抗凝固剤の量を増やしても空気誤入の対処にはならない。

d. 血管拡張薬を投与しても空気誤入の対処にはならない。

［正解　2］

<文　献>

小野哲章ほか　編：臨床工学技士標準テキスト 第2版. 金原出版. 2012. P367

◆過去５年間に出題された関連問題

［２２回－午前－問題２４］　［２３回－午後－問題７９］　［２５回－午後－問題７９］

［２７回－午後－問題７９］ 透析中の溶血の原因で**誤っている**のはどれか。(生体機能代行装置学) 1. 配管内消毒液の残存 2. 抗凝固薬注入量の過多 3. 配管材劣化による有害成分の混入 4. 水処理装置の故障による希釈水の汚染 5. 液温監視装置の故障による透析液温の上昇

◆キーワード

透析中の溶血

◆解　説

透析中の溶血は緊急事態であり、至急に対応しなければならない。原因に関しては、透析液濃度の異常によることが多い。

<溶血の原因>

低張透析液・透析液温度の上昇（42 度以上）・透析液の汚染（クロラミン、ホルマリン、銅、硝酸塩などの混入）・ローラーポンプの異常・回路の折れ曲がりによる回路内圧の上昇・不適合輸血・溶血性疾患・薬剤・高度の低リン血症（1mg/dL 以下）

2. 溶血とは関係がない、抗凝固剤が多く注入されても溶血は起こらない。

［正解　2］

<文　献>

小野哲章ほか　編：臨床工学技士標準テキスト 第２版. 金原出版. 2012. P367

中本雅彦ほか　編：透析療法辞典. 医学書院. 2000. P227

◆過去５年間に出題された関連問題

［２６回－午前－問題７９］

［２７回－午後－問題８０］ 正しいのはどれか。(医用機械工学)

a. 力を F、質量を m、加速度を α とすると $F=m/\alpha$ となる。

b. 力の単位はPa である。

c. 力の３つの要素は、大きさ、方向、作用点である。

d. 大きさと方向を持った量をベクトルという。

e. 速度はスカラーである。

1. a、b　2. a、e　3. b、c　4. c、d　5. d、e

◆キーワード

力の３要素　スカラー　ベクトル　運動方程式

◆解　説

力は物体の運動状態を変化させる作用である。作用力を完全に説明するために３要素を使用される。力の３要素は、①力の大きさ、②力が働く方向、③力が作用する点の３つである。

質量（m）の物体に力（F）を加えるとその物体は加速度（α）で運動し、$F= m\alpha$ が成り立つ。(ニュートンの第２法則)

力のように、“大きさ”および “方向”を含む量をベクトルと呼び、大きさだけの量はスカラーと呼ぶ。

a. $F=m\alpha$ となる。

b. 力の単位はN である。

e. 速度はベクトルである。

［正解　4］

＜文　献＞

小野哲章ほか　編：臨床工学技士標準テキスト 第２版．金原出版．2012．P215～P216

◆過去５年間に出題された関連問題

該当なし

［２７回－午後－問題８１］ 応力集中部位はどれか。（医用機械工学）

a. A
b. B
c. C
d. D
e. E

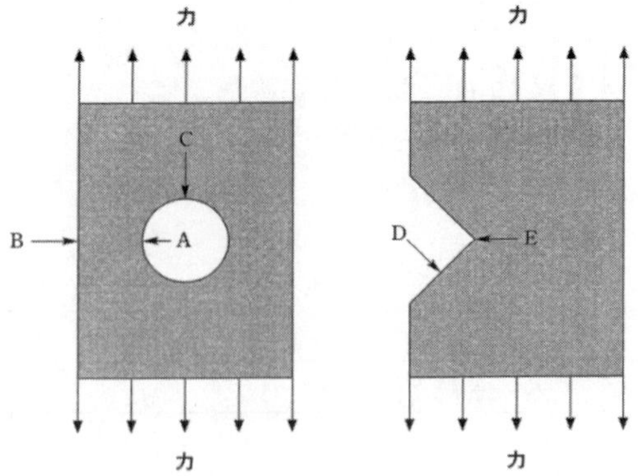

1. a、b　　2. a、e　　3. b、c　　4. c、d　　5. d、e

◆キーワード

応力集中

◆解　説

下図に応力集中の様子を示す。穴があるところでは応力が局所的に高くなる。溝が鋭くなるほど応力集中が生ずる。

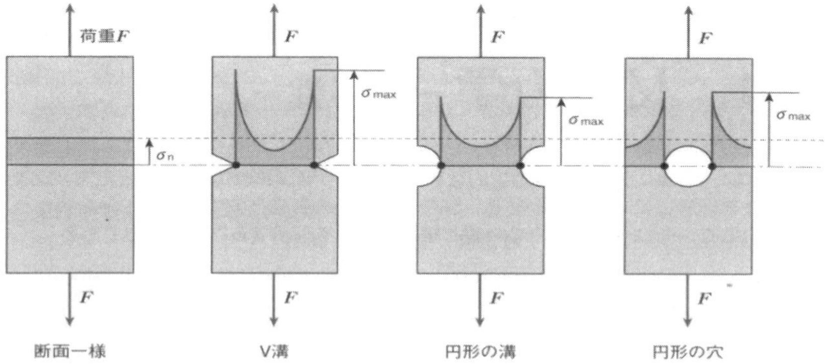

図 応力の集中
σ_n：平均応力，σ_{max}：最大応力，●：応力集中のある場所

a. 上図の円形の穴に応力が集中している。
b. 平面なので応力集中は生じない。
c. 物体の中心に穴がある場合の応力集中は上図のようになる。
d. 平面なので応力集中は生じない。
e. 角度が低い鋭くなるほど応力集中は高くなる。

［正解　2］

<文　献>

小野哲章ほか　編：臨床工学技士標準テキスト 第２版．金原出版．2012．P220～P221

◆過去５年間に出題された関連問題

該当なし

［２７回－午後－問題８２］ 直円管内の流れについて正しいのはどれか。(医用機械工学)

1. ハーゲン・ポアゼイユの式は流れが遅いと成立しない。
2. 乱流は層流に比べて撹拌が盛んである。
3. 流れが遅いと乱流になりやすい。
4. 流体の粘性率が低い方が層流になりやすい。
5. 連続の式は乱流では成立しない。

◆キーワード

流体力学

◆解　説

管路流れる流量はハーゲン・ポアゼイユの式で表す。長さL、半径　r、管路を通す粘性率μの流体は一定時間に流れる流量は管路の両端の圧力差に比例する。

$$流量Q = \frac{\pi r^4 (\Delta P)}{8\mu L}$$

レイノルズの式は流体の流れの状態を示す。レイノルズ数2000以下では層流を維持する。

$$\mathrm{Re} = \frac{\rho DV}{\mu}$$ （ρ：密度　D：直径　V:流速　μ：粘性率）

連続の式：管路の２点において、管路の断面積A、流速Vの積（体積流量Q）は一定である。

$$流量Q = A \times V = 一定$$

1. 流量は流速に比例するので流速が遅い時も早い時も成り立つ。
3. 流れが速いと乱流になりやすい。
4. 粘性率が高くなると流速が低下する。

［正解　2］

＜文　献＞

小野哲章ほか　編：臨床工学技士標準テキスト 第2版．金原出版．2012．P223～P227

◆過去５年間に出題された関連問題

［２２回－午前－問題８２］　［２４回－午前－問題８２］　［２４回－午後－問題８２］
［２５回－午前－問題８２］　［２６回－午前－問題８２］　［２６回－午前－問題８３］

［２７回－午後－問題８３］ 音速の 1／25 の速度で移動している観測者を、その後方から音源が音速の 1／5 の速度で追いかけるとき、観測者が聞く音の振動数は音源の出す音の振動数の何倍か。（医用機械工学）

1. $\frac{1}{5}$

2. $\frac{5}{6}$

3. $\frac{6}{5}$

4. 5

5. 125

◆キーワード

ドプラ効果

◆解　説

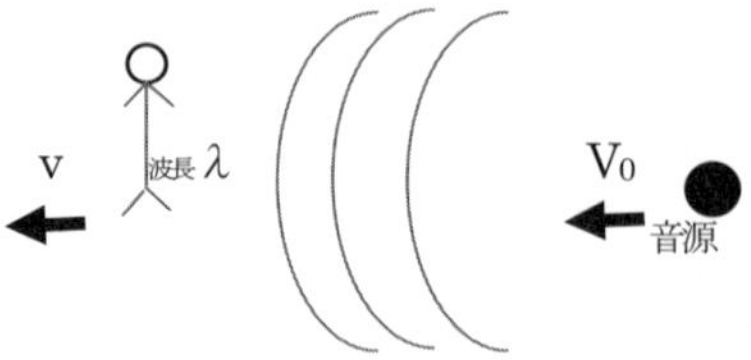

速度 v で運動する観測者を追いかける音源の速度を v_0、音源の振動数を f、音源の波長を λ、観測者が聞く音の振動数を f_0 とすると、以下の関係式が成り立つ。

$$f_0 = \frac{c - v}{c - v_o} f$$

：観測者に聞こえる音の振動数（ドプラ周波数）　ただし音速を c とする。

設問のデータを上式に代入すると、

$f_0/f = 6/5$ となる。

［正解　3］

＜文　献＞

小野哲章ほか　編：臨床工学技士標準テキスト 第２版．金原出版．2012．P231

◆過去５年間に出題された関連問題

該当なし

［２７回－午後－問題８４］ 20℃の水 9.9kg に 90℃に熱した 1.0kg の鋼球を沈めたとき、平衡状態の温度［℃］はどれか。ただし、鋼の水に対する比熱を 0.1 とする。(医用機械工学)

1. 19.0
2. 20.7
3. 26.4
4. 28.8
5. 32.0

◆キーワード

熱量　比熱

◆解　説

熱量に関する問題であり、熱量保存の法則より答えを求めることができる。

比熱とは 1g あたりの物質の温度を 1℃あげるのに必要な熱量のこと。

熱量[J] ＝ 比熱 ×質量[g] × 温度変化[℃]

一定になったときの温度を t[℃]とすると、

水の得た熱量 ＝ 9.9[kg] × (t－25)[℃]

鉄球が失った熱量 ＝ 0.1×1.0[kg]×(90－t) [℃]

水の得た熱量 ＝ 鉄球が失った熱量より、

9.9×(t－25) ＝ 0.1×1.0[kg]×(90－t)

これを解くと　t=20.7[℃]

［正解　２］

<文　献>

小野哲章ほか　編：臨床工学技士標準テキスト 第２版．金原出版．2012．P233

◆過去５年間に出題された関連問題

［２２回－午後－問題８４］　［２３回－午前－問題８４］　［２４回－午前－問題８４］

［２７回－午後－問題８５］ 音速が最も速い媒質はどれか。(生体物性材料工学)

1. 骨
2. 脂　肪
3. 筋
4. 血　液
5. 皮　膚

◆キーワード

生体組織中の音速

◆解　説

物体中を伝わる音速cは体積弾性率Kと密度ρにより$c=\sqrt{\frac{K}{\rho}}$で表され、周波数にかかわらず一定である。

空気中で約340m/s、血液や生体軟組織は水とほぼ等しい約1500m/sであるが、組織の種類により10%程度の差があり、骨組織の音速は速い。一方、肺には多量の空気が存在するため、他の軟組織とは異なった特性を示す。表に代表的な生体組織の音速を示す。

物質	音速 c[m/s]
空気（0℃、1気圧）	331
血液	1570
脳	1541
脂肪	1450
腎臓	1561
肝臓	1549
筋肉	1585
頭蓋骨	4080
水（20℃）	1480

また、水分や脂肪の含有率の違いにより音速が変化するので、組織性状診断に利用できる可能性もあり、脂肪肝では音速が正常より遅く、肝硬変では線維化とともに音速が上昇するなどの報告もある。

［正解　1］

<文　献>

中島章夫ほか　編：臨床工学講座　生体物性・医用材料工学．医歯薬出版．2010．P45
池田研二ほか　著：臨床工学ライブラリーシリーズ2　生体物性/医用機械工学．秀潤社．2000．P81

◆過去５年間に出題された関連問題

［２４回－午後－問題８３］

［２７回－午後－問題８６］ **誤っている**のはどれか。(生体物性材料工学)

1. 体表からの放射エネルギーのピーク波長は赤外領域にある。
2. 生体活動時の熱の産生は主に骨格筋で起こる。
3. 脂肪組織の熱伝導度は水の値よりも小さい。
4. 生体内部の熱の移動は主に熱伝導によって起こる。
5. 身体の外部環境温度が低くなると代謝量が増加する。

◆キーワード

熱産生　熱伝導度

◆解　説

人体は主に骨格筋や肝臓その他の内臓における熱産生と皮膚や肺などからの体外への熱放散によって熱量のバランスが一定に保持され、体温がほぼ一定に保たれている。このような体温の恒常性をホメオスタシスという。生体は生命を維持するために常に物質代謝を行っており、この過程で遊離されるエネルギーの25～35%は力学的、化学的、電気的な仕事に変換され、有効に利用されるが、残りはすべて熱となる。体内での熱の移動は主に血液循環により、体外への熱の放散は蒸散ならびに熱移動の３原則（熱輻射、熱伝導、熱対流）による。

1. 体表からの放射エネルギーのピーク波長は8～13μmの遠赤外領域にある。
2. 身体各部で産生される熱の割合は安静時に筋で20%、呼吸および循環系で10%、脳で20%、肝臓その他の内臓で50%といわれる。筋はかなり大きな割合を占めるが、さらに筋の動作時には全体の80%を占めるまで熱の産生が増加する。
3. 水および生体組織の熱伝導率を表に示す。脂肪組織の熱伝導率は水の値より小さい。

物質・組織	熱伝導率 [cal/cm･s･℃]
水（20℃）	1.43×10^{-3}
筋肉	1.3×10^{-3}
脂肪･骨	0.46×10^{-3}

4. 生体組織で発生した熱は、熱伝導と循環血液によって運ばれる。但し、水を多く含む筋組織の熱伝導率は水とほぼ同じであり、その値は小さい。脂肪組織や骨の熱伝導率は、さらに小さな値である。従って、生体における熱の輸送で支配的なのは血液循環であり、生体内における熱伝搬の99%を担っている。
5. 外的環境温度が一定以下になると、運動に結びつかない不随意的な筋の緊張のシバリング（震え）およびホルモンの作用で、熱の産生が増加する。

［正解　4］

<文　献>

村林　俊　著：臨床工学技士のための生体物性．コロナ社．2012．P80
池田研二ほか　著：臨床工学ライブラリーシリーズ２　生体物性/医用機械工学．秀潤社．2000．P88

◆過去５年間に出題された関連問題

［２４回－午前－問題９０］　［２５回－午後－問題８４］

［２７回－午後－問題８７］ 血管の物性および循環動態を表す指標で、その値が大きくなると脈波の伝搬速度が低下するのはどれか。（生体物性材料工学）

1. ヤング率
2. 血管の厚さ
3. 血管の内径
4. 平均動脈圧
5. 心拍数

◆キーワード

脈波伝搬速度

◆解　説

血管内の脈波伝搬速度（PWV）は次に示すメーンズ・コルテヴェークの式でよく表される。

$$PWV = \sqrt{\frac{E \cdot h}{\rho \cdot D}}$$

ただし、D は血管の内径、E は血管壁の弾性率（ヤング率）、h は血管の厚さ、ρは血液の密度である。

この式の$\frac{h}{D}$は血管の厚さと内径の比であり、解剖学的に大動脈では他の細い血管より小さい。ρは循環系内で不変と考えてよいので、上式から PWV は動脈硬化など血管の硬さを表すと考えられる。

大動脈における PWV の年齢変化を調べた多数のデータによると、10 代で 4～5m/s、40 代で 5～7m/s、70 代で 7～10m/s と年齢とともに上昇している。PWV は比較的容易にしかも無侵襲で計測可能なため、臨床的応用が期待される。

［正解　３］

<文　献>

池田研二ほか　著：臨床工学ライブラリーシリーズ２　生体物性/医用機械工学．秀潤社．2000．P76

◆過去５年間に出題された関連問題

［２２回－午後－問題８２］　［２６回－午前－問題８４］

［２７回－午後－問題８８］　医療機器の安全性試験（生物学的試験）の第一次評価に**含まれない**試験項目はどれか。（生体物性材料工学）

1. 血液適合性
2. 埋　植
3. 生分解性
4. 感　作
5. 細胞毒性

◆キーワード

安全性試験　生物学的試験

◆解　説

市販前の生物学的安全性は、非臨床試験と臨床試験によって評価され、有害性の確認や毒性の検出を行うとともに医療機器の機能を評価することによって、リスクアセスメントを導き出すために行われる。非臨床試験の中で生物学的に有毒性を評価するための標準的な試験法のガイドラインは、「医療機器の製造販売承認申請等に必要な生物学的安全性評価の基本的考え方について」（平成24年3月1日付け薬食機発0301第20号厚生労働省医薬食品局審査管理課医療機器審査管理室長通知）にまとめられている。接触する部位と接触期間によって医療機器を分類して生物学的安全性試験が行われる。表面接触機器を例にあげると、皮膚や粘膜が対象であり、循環血液とは接しない部位に用いられるため、血液適合性試験や埋植試験を必要としない。

第一次評価としては、①細胞毒性試験、②感作性試験、③刺激性/皮内反応試験、④急性全身毒性試験、⑤亜急性全身毒性試験、⑥遺伝毒性試験、⑦発熱性試験、⑧埋植試験、⑨血液適合性試験がある。医療材料・器具の人体への用いられ方に応じて実施される補足的評価としては、①慢性毒性、②発がん性、③生体内分解性、④トキシコキネティクス、⑤免疫毒性、⑥生殖／発生毒性、⑦その他臓器特異的毒性がある。

［正解　3］

<文　献>

古薗　勉ほか　著：臨床工学ライブラリーシリーズ5　ヴィジュアルでわかる　バイオマテリアル. 秀潤社. 2006. P23

◆過去５年間に出題された関連問題

［２２回－午後－問題８８］　［２３回－午前－問題８８］　［２３回－午後－問題８９］
［２５回－午後－問題８８］　［２６回－午前－問題８９］

［２７回－午後－問題８９］ 体外循環時に起こりうる生体反応はどれか。（生体物性材料工学）

a. 癌化

b. カプセル化

c. 血液凝固

d. 補体活性化

e. 石灰化

1. a、b　　2. a、e　　3. b、c　　4. c、d　　5. d、e

◆キーワード

生体反応

◆解　説

医用材料は生体にとって異物である。生体は材料と接触することにより、種々の自己防御反応（生体反応）を引き起こす。一般的に異物が血液に接触すると、はじめに材料界面にタンパク質吸着が生じる。続いて吸着タンパク質の構造変化や吸脱着により他のタンパク質と置換するなど、その後にさまざまな生体反応が連動して起きる。

c. 血液凝固には外因系と内因系の二つの経路がある。外因性経路では、切創などで破壊された組織から放出される第Ⅲ因子が引き金となる。また内因性経路では、血管内皮下組織や材料（異物）との接触により放出される第Ⅶ因子が引き金となる。

d. 補体は感染防御や炎症などの生体防御に重要な役割を担い、古典的経路と第二経路（代替経路もしくは副経路）の二つの独立した経路によって活性化される。透析療法において、セルロース系膜では透析開始後に急激に補体が活性化され、一過性の白血球・血小板数の減少や低酸素血症に陥ることが知られている。

［正解　４］

＜文　献＞

日本生体医工学会 ME 技術教育委員会　監：ME の基礎知識と安全管理．南江堂．2008．P62

小野哲章ほか　編：臨床工学技士標準テキスト．金原出版．2002．P270

◆過去５年間に出題された関連問題

［２２回－午前－問題９０］　［２２回－午後－問題８９］　［２３回－午前－問題８９］

［２４回－午前－問題８７］　［２５回－午前－問題９０］　［２５回－午後－問題８９］

［２６回－午後－問題８９］

［２７回－午後－問題９０］ 共有結合結晶について正しいのはどれか。（生体物性材料工学）

a. 反応性に富む。

b. 電子を共有する。

c. 沸点が高い。

d. 融点が低い。

e. 軟らかい。

1. a、b　2. a、e　3. b、c　4. c、d　5. d、e

◆キーワード

化学結合　共有結合結晶

◆解　説

化学結合は、イオン結合、共有結合、金属結合に大別される。共有結合は、不対電子を有する原子間において電子を共有することで形成される化学結合であり、共有結合を形成する物質は、分子結晶と共有結合結晶に分類される。一般に共有結合結晶は、①融点・沸点が高く、硬い、②非電導性、③水やその他の溶媒に溶けにくいといった性質がある。

結晶の性質

結晶の分類	金属結晶	イオン結晶	分子結晶	共有結合結晶
構成粒子	陽イオン 自由電子	陽イオン 陰イオン	分子	原子
結合力	金属結合	イオン結合	ファンデルワールス力、 水素結合など	共有結合
融点・沸点	一般に高い	高い	低い	非常に高い
電気伝導性	あり	なし （水溶液や液体はあり）	なし	なし （黒鉛はあり）
機械的性質	展性・延性に富む	硬くてもろい	軟らかい	極めて硬い （黒鉛は軟らかい）
例	Na、Li、Cu、Fe、Al など	NaCl、$CaCO_3$、NaOH など	H_2O、CO_2、ショ糖 など	ダイヤモンド、黒鉛、ケイ素 など

［正解　3］

<文　献>

堀内　孝、村林　俊　共著：医療のための化学. コロナ社. 2012. P51～P63

見目恭一　編：臨床工学技士 ブルー・ノート 基礎編. メジカルビュー社. 2013. P499～P501

◆過去５年間に出題された関連問題

［２６回－午後－問題９０］

第 27 回臨床工学技士国家試験

問　題

第27回臨床工学技士国家試験問題　午前

［27回－午前－問題1］　我が国の平成24年死因順位の第3位はどれか。（医学概論）

1. 悪性新生物
2. 心疾患
3. 脳血管疾患
4. 肺　炎
5. 老　衰

［27回－午前－問題2］　嫌気的代謝と好気的代謝について**誤っている**のはどれか。（医学概論）

1. 酸素が消費されるのは好気的代謝である。
2. 一定量のブドウ糖から産生できるATP量が多いのは嫌気的代謝である。
3. 化学反応のステップ数が多いのは好気的代謝である。
4. ミトコンドリアの中で行われるのはブドウ糖の好気的代謝である。
5. 不完全燃焼にたとえられるのは嫌気的代謝である。

［27回－午前－問題3］　薬物について正しいのはどれか。（医学概論）

1. 治療係数（LD_{50}／ED_{50}）が大きいほど安全性が低い。
2. 血漿蛋白と結合したものは薬理作用をもたない。
3. 坐薬投与では初回通過効果（first pass effect）を受ける。
4. 経口（内服）投与の方が筋肉内注射よりも薬効持続時間が短い。
5. 抗てんかん薬は治療薬物モニタリング（TDM）の対象とならない。

［27回－午前－問題4］　微生物の大きさの比較で正しいのはどれか。（医学概論）

1. 酵母＞ ウイルス＞ 細菌
2. 細菌＞ 酵母＞ ウイルス
3. ウイルス＞ 酵母＞ 細菌
4. 酵母＞ 細菌＞ ウイルス
5. 細菌＞ ウイルス＞ 酵母

［27回－午前－問題5］　尿検査の項目で**ない**のはどれか。（医学概論）

1. ブドウ糖
2. グリコヘモグロビン（HbA1c）
3. pH
4. ケトン体
5. 比　重

［27回－午前－問題6］　椎体について**誤っている**のはどれか。（医学概論）

1. 頸椎は7つある。
2. 頸椎のうち一番頭側のものは環椎と呼ばれる。
3. 胸骨は胸椎の一部である。
4. 腰椎には生理的前弯がある。
5. 仙椎は坐骨に接続する。

[２７回−午前−問題７]　心臓に関係する解剖について**誤っている**のはどれか。（医学概論）

1. 右室壁は左室壁よりも薄い。
2. 左冠動脈は前下行枝と回旋枝に分かれる。
3. 右肺動脈は上行大動脈の背側を通る。
4. 僧帽弁は二尖弁である。
5. 腱索は心房に認められる。

[２７回−午前−問題８]　**誤っている**のはどれか。（医学概論）

1. 細胞外液で最も多い陽イオンはNa^{+}である。
2. 血清はフィブリノーゲンを含む。
3. ABO血液型でA型の血清中には抗B抗体が存在する。
4. 好酸球は顆粒球白血球である。
5. 血小板は血液凝固に関係する。

[２７回−午前−問題９]　ある被検者にイヌリンを投与したところ、血漿中濃度4mg/dL、尿中濃度120mg/dL、30分間の尿量が60mLであった。糸球体濾過量［mL/min］はどれか。（医学概論）

1. 15
2. 20
3. 30
4. 60
5. 120

[２７回−午前−問題１０]　末梢型チアノーゼの観察部位として適切なのはどれか。（臨床医学総論）

a. 指　尖
b. 眼球結膜
c. 口腔粘膜
d. 口　唇
e. 耳　介

1. a、b、c　　2. a、b、e　　3. a、d、e　　4. b、c、d　　5. c、d、e

[２７回−午前−問題１１]　CO_2ナルコーシスでみられる症状はどれか。（臨床医学総論）

a. チアノーゼ
b. 傾　眠
c. 羽ばたき振戦
d. 自発呼吸の減弱
e. 呼吸性アルカローシス

1. a、b、c　　2. a、b、e　　3. a、d、e　　4. b、c、d　　5. c、d、e

［２７回－午前－問題１２］ ワルファリンの効果を弱めるのはどれか。（臨床医学総論）

a. うなぎ
b. そ　ば
c. 納　豆
d. ビタミンK剤
e. カリウム剤

1. a、b　　2. a、e　　3. b、c　　4. c、d　　5. d、e

［２７回－午前－問題１３］ 急性心筋梗塞で最初に増加するのはどれか。（臨床医学総論）

1. ALT（GPT）
2. AST（GOT）
3. CRP
4. LDH
5. トロポニンT

［２７回－午前－問題１４］ 糖尿病性ケトアシドーシスの症状で**ない**のはどれか。（臨床医学総論）

1. 口　渇
2. 腹　痛
3. 発　汗
4. クスマール呼吸
5. アセトン臭

［２７回－午前－問題１５］ 末梢性顔面神経麻痺の症状はどれか。（臨床医学総論）

a. 健側に眼瞼下垂が出現する。
b. 麻痺側の瞳孔が散大する。
c. 麻痺側の額のしわ寄せができない。
d. 麻痺側の鼻唇溝が浅くなる。
e. 口笛がうまく吹けない。

1. a、b、c　　2. a、b、e　　3. a、d、e　　4. b、c、d　　5. c、d、e

［２７回－午前－問題１６］ 先天性風疹症候群にみられるのはどれか。（臨床医学総論）

a. 動脈瘤
b. 白内障
c. 心疾患
d. 白血病
e. 間質性肺炎

1. a、b　　2. a、e　　3. b、c　　4. c、d　　5. d、e

［２７回－午前－問題１７］ 尿路の通過障害を起こす疾患はどれか。 (臨床医学総論)

a. 尿管結石
b. 膀胱癌
c. 腎細胞癌
d. 腎静脈血栓症
e. 前立腺肥大症

1. a、b、c　2. a、b、e　3. a、d、e　4. b、c、d　5. c、d、e

［２７回－午前－問題１８］ 副腎皮質ステロイドが治療に用いられる疾患はどれか。 (臨床医学総論)

a. 食道アカラシア
b. 胃潰瘍
c. 大腸ポリープ
d. クローン病
e. 潰瘍性大腸炎

1. a、b　2. a、e　3. b、c　4. c、d　5. d、e

［２７回－午前－問題１９］ 深部静脈血栓症のリスク因子はどれか。 (臨床医学総論)

a. 長時間手術
b. 長期臥床
c. 悪性腫瘍
d. 巨赤芽球性貧血
e. 再生不良性貧血

1. a、b、c　2. a、b、e　3. a、d、e　4. b、c、d　5. c、d、e

［２７回－午前－問題２０］ カプノメータが麻酔中のモニタとして役立つのはどれか。 (臨床医学総論)

a. 不整脈
b. 食道挿管
c. 呼吸回路の外れ
d. 気管支喘息発作
e. 麻酔ガス過剰濃度

1. a、b、c　2. a、b、e　3. a、d、e　4. b、c、d　5. c、d、e

［２７回－午前－問題２１］ ICUに**常備しなくてもよい**機器はどれか。 (臨床医学総論)

1. 心電計
2. 人工呼吸器
3. 脳波計
4. 除細動器
5. 心臓ペースメーカ

［２７回－午前－問題２２］ 手術部位感染症の予防対策で**ない**のはどれか。（臨床医学総論）

1. 除毛をする場合は直前に行う。
2. 手術前日に入浴する。
3. 外来の時点で禁煙を勧める。
4. 術前入院期間を短縮する。
5. 術中は低体温を維持する。

［２７回－午前－問題２３］ 医療事故について正しいのはどれか。（臨床医学総論）

a. 医療過誤は医療機関・医療従事者の過失による。
b. 臨床工学技士が医療過誤責任を問われることはない。
c. 医療機器の不適切な使用による健康被害は製造物責任（PL）となる。
d. 医療機器の欠陥の有無にかかわらず健康被害が発生すれば製造物責任（PL）が生じる。
e. リスクマネージメントは医療事故を未然に防ぐことを目的とする。

1. a、b　2. a、e　3. b、c　4. c、d　5. d、e

［２７回－午前－問題２４］ ビタミンとその欠乏症との組合せで正しいのはどれか。（臨床医学総論）

a. ビタミンA ―――― 出血傾向
b. ビタミンB_6 ―――― 末梢神経障害
c. ビタミンC ―――― 壊血病
d. ビタミンD ―――― くる病
e. ビタミンK ―――― 夜盲症

1. a、b、c　2. a、b、e　3. a、d、e　4. b、c、d　5. c、d、e

［２７回－午前－問題２５］ 単位について正しいのはどれか。（生体計測装置学）

a. SI単位系では4つの基本単位が定められている。
b. radは無次元の単位である。
c. Hzは組立単位である。
d. 1Fは1C/Vである。
e. 接頭語 f（フェムト）は10^{-18}を表す。

1. a、b、c　2. a、b、e　3. a、d、e　4. b、c、d　5. c、d、e

［２７回－午前－問題２６］ 信号処理について正しい組合せはどれか。（生体計測装置学）

1. 周波数解析 ―――― フーリエ変換
2. SN比改善 ―――― スプライン補間
3. 信号平滑化 ―――― 微分演算
4. 輪郭強調 ―――― 積分演算
5. 面積計算 ―――― サブトラクション

［２７回－午前－問題２７］ 図は標準紙送り速度での心電図波形である。測定感度は標準感度の何倍か。（生体計測装置学）

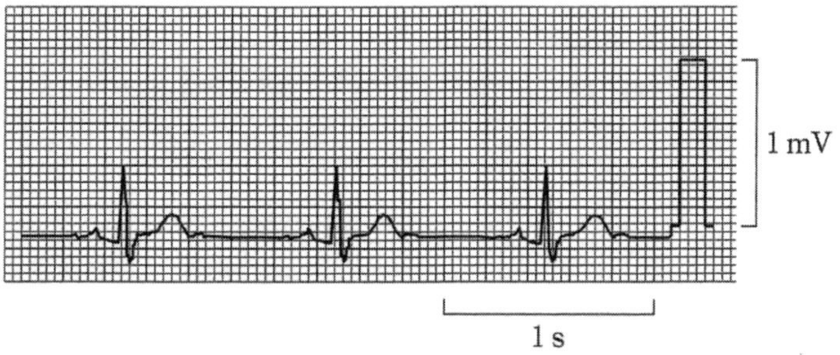

1. $\frac{1}{4}$
2. $\frac{1}{2}$
3. 1
4. 2
5. 4

［２７回－午前－問題２８］ 筋電計について適切な組合せはどれか。（生体計測装置学）

1. 周波数特性 ―――――― 5Hz～10kHz
2. 時定数 ―――――― 0.3s
3. 最大感度 ―――――― 10mV/DIV
4. CMRR ―――――― 20dB
5. 入力インピーダンス ―― 1MΩ

［２７回－午前－問題２９］ インピーダンス式呼吸モニタについて**誤っている**のはどれか。（生体計測装置学）

1. 数十kHzの交流信号を用いる。
2. 患者監視装置において呼吸数をモニタする。
3. 胸部体表面に貼った電極間の電気インピーダンスを計測する。
4. 吸気時には電気インピーダンスが減少する。
5. 呼吸モニタ用電極は心電図モニタ用電極と兼用できる。

［２７回－午前－問題３０］ 経皮的血液ガス分析について正しいのはどれか。（生体計測装置学）

1. 侵襲的な計測方法である。
2. 計測のために角質層を除去する。
3. 計測には脈波信号が必要である。
4. 皮下の血流増加のために加温する。
5. 赤外線の吸収を計測している。

［２７回－午前－問題３１］ 超音波を用いた画像計測について正しいのはどれか。（生体計測装置学）

1. リアルタイムでの撮影ができない。
2. 100kHz～1MHzの周波数を使用する。
3. Bモードを使用して臓器の形状を撮影する。
4. 血流速の画像化にはAモードを使用する。
5. 臓器での音波の透過を撮影する。

［２７回－午前－問題３２］ ラジオアイソトープ（RI）を用いた医用画像について**誤っている**のはどれか。（生体計測装置学）

1. 体内から放射されるガンマ線を測定する。
2. ガンマカメラの画像は断層像である。
3. PETの撮像可能時間はRIの半減期で決められる。
4. PETでは腫瘍の撮影が可能である。
5. SPECTでは脳血流量の撮影が可能である。

［２７回－午前－問題３３］ 治療機器と利用している作用エネルギーとの組合せで正しいのはどれか。（医用治療機器学）

a. 低周波治療器 ―――― 音 波
b. ESWL ――――― 電磁波
c. 光線治療器 ―――― 光
d. 冷凍手術器 ―――― 熱
e. IABP ――――― 圧 力

1. a、b、c　2. a、b、e　3. a、d、e　4. b、c、d　5. c、d、e

［２７回－午前－問題３４］ マイクロ波メスについて正しいのはどれか。（医用治療機器学）

a. 2.45GHzの周波数が使用される。
b. 対極板は不要である。
c. 出力エネルギーは組織の水分に吸収される。
d. 組織の比誘電率が大きいほど波長が長くなる。
e. 組織の凝固範囲は電極の形状で変化しない。

1. a、b、c　2. a、b、e　3. a、d、e　4. b、c、d　5. c、d、e

［２７回－午前－問題３５］ 除細動器について正しいのはどれか。（医用治療機器学）

a. AEDは院外環境で許可を受けた者が使用する。
b. AEDの放電パルスは単相性波形が用いられる。
c. 心室細動に対する除細動ではR波の同期が必要である。
d. 開胸下での通電出力は体外通電時の1/10程度に設定する。
e. ICD植込み時には心室細動を発生させて除細動できることを確認する。

1. a、b　2. a、e　3. b、c　4. c、d　5. d、e

[２７回－午前－問題３６]　ESWLの衝撃波の発生方式で**誤っている**のはどれか。（医用治療機器学）

a. 電極放電式

b. 電磁振動方式

c. 熱電子放射式

d. 光励起方式

e. 圧電方式

1. a、b　2. a、e　3. b、c　4. c、d　5. d、e

[２７回－午前－問題３７]　心・血管系インターベンション治療について**誤っている**のはどれか。（医用治療機器学）

a. PCIはガイドワイヤを用いずに施行する。

b. PCIではステントを用いることで再閉塞が減少する。

c. 大動脈ステントグラフトは大動脈瘤の治療に用いる。

d. 回転性アテレクトミーはロータブレータを用いる。

e. 薬剤溶出性ステントは血栓性閉塞を予防する目的で用いる。

1. a、b　2. a、e　3. b、c　4. c、d　5. d、e

[２７回－午前－問題３８]　レーザ治療装置について正しいのはどれか。（医用治療機器学）

a. ArFエキシマレーザは視力矯正に使用される。

b. CO_2レーザは網膜剥離に使用される。

c. Er:YAGレーザはあざ治療に使用される。

d. Nd:YAGレーザは内視鏡下で組織の凝固に使用される。

e. Ho:YAGレーザは関節鏡視下手術に使用される。

1. a、b、c　2. a、b、e　3. a、d、e　4. b、c、d　5. c、d、e

[２７回－午前－問題３９]　臨床工学技士の業務で**ない**のはどれか。（医用機器安全管理学）

1. 人工呼吸管理中の患者の挿管チューブからの喀痰吸引
2. IABP装置購入時のベンチテスト
3. 観血式動脈圧モニタ用の動脈針の穿刺
4. 血液浄化装置の回路先端部の内シャントからの抜去
5. 植込み型ペースメーカへのプログラミング用ヘッドの装着

[２７回－午前－問題４０]　患者測定電流はどれか。（医用機器安全管理学）

1. パルスオキシメータの赤色LEDの点灯電流
2. インピーダンス式呼吸モニタの電極間に流れる電流
3. 低周波治療器の2つの刺激電極間に流れるパルス電流
4. 心電計の胸部誘導電極から患者を介して大地に流れる電流
5. 双極式ペースメーカのカテーテル電極間に流れるパルス電流

[２７回−午前−問題４１]　図の記号がついた心電図モニタについて**誤っている**のはどれか。(医用機器安全管理学)

1. 胸部誘導の心電図をモニタすることができる。
2. ペーシング電極から心内心電図を誘導できる。
3. ICUのモニタとして望ましい心電図モニタである。
4. 外装漏れ電流（接触電流）は人工呼吸器と同じ程度でよい。
5. 除細動器を使用するときは誘導コードを外す必要がある。

[２７回−午前−問題４２]　接地漏れ電流を測定するとき、測定用器具(MD)は図に示すA〜Eのどの間に入れればよいか。(医用機器安全管理学)

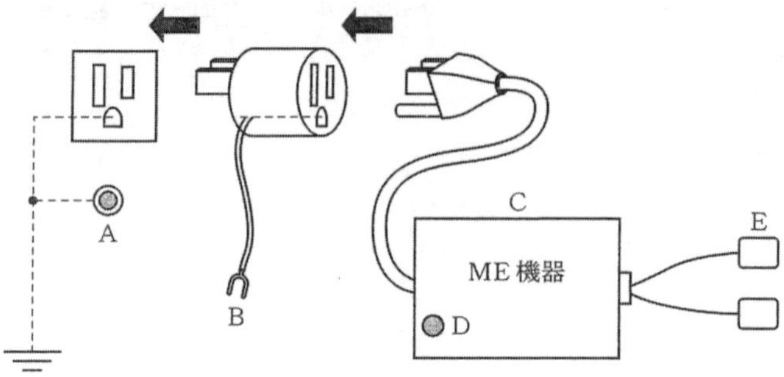

A：壁面接地端子

B：3P−2P変換アダプタの接地線

C：機器外装

D：機器の保護接地端子

E：刺激電極

1. A−B間
2. B−C間
3. C−D間
4. D−E間
5. E−A間

[２７回−午前−問題４３]　ある機器のMTBFが180日、MTTRが10日であるとき、定常アベイラビリティはどれか。(医用機器安全管理学)

1. $\frac{1}{19}$
2. $\frac{1}{18}$
3. $\frac{1}{17}$
4. $\frac{17}{18}$
5. $\frac{18}{19}$

［２７回－午前－問題４４］ 医療ガス配管設備について正しいのはどれか。（医用機器安全管理学）

1. シャットオフバルブは日常「開」の状態で使用される。
2. 酸素配管端末器での標準供給圧力は15MPa程度である。
3. 手術機器駆動用空気の配管端末器の識別色は黄色である。
4. 麻酔ガス排除用の配管端末器にはDISSコネクタが用いられる。
5. 治療用空気配管端末器での最大流量は標準状態で10L/minである。

［２７回－午前－問題４５］ 表示光ならびに表示色の使用について正しいのはどれか。（医用機器安全管理学）

a. 電極外れのときに黄色のランプが点灯する。
b. 保護接地線の被覆が黒色である。
c. 特別非常電源コンセントの外郭が緑色である。
d. 除細動器の充電完了時に赤色のランプが点灯する。
e. 心室細動の発生時に心電図モニタの赤色のランプが点滅する。

1. a、b　2. a、e　3. b、c　4. c、d　5. d、e

［２７回－午前－問題４６］ 1kVの電位差で0.5Jのエネルギーを蓄えるコンデンサの容量[μF]はどれか。（医用電気電子工学）

1. 50
2. 10
3. 5
4. 1
5. 0.5

［２７回－午前－問題４７］ 巻数20のコイルに鎖交する磁束が、0.2sの間に等しい割合で1Wbから2Wbに変化するとき、コイルに誘起される起電力[V]はどれか。（医用電気電子工学）

1. 5
2. 10
3. 20
4. 50
5. 100

［２７回－午前－問題４８］ R［Ω］の抵抗５個を図のように接続したとき、ab間の合成抵抗はRの何倍か。（医用電気電子工学）

1. 0.5
2. 0.75
3. 0.8
4. 1.0
5. 1.25

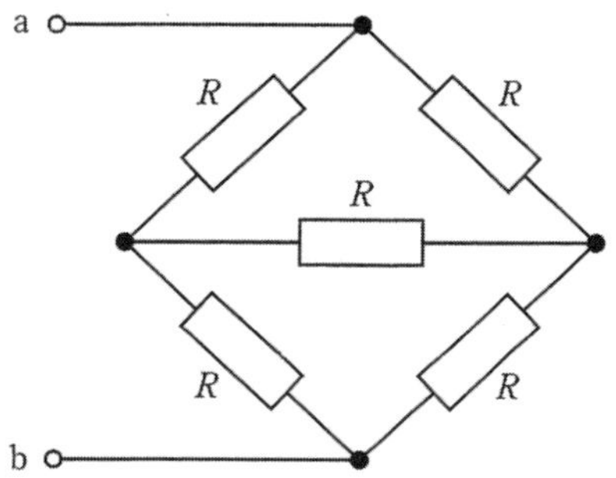

［２７回－午前－問題４９］　図の回路で、R_3で消費される電力が1Wであるとき、R_1で消費される電力[W]はどれか。ただし、R_1=1Ω、R_2 = R_3 = 2Ωである。（医用電気電子工学）

1. 0.5
2. 1.0
3. 2.0
4. 4.0
5. 5.0

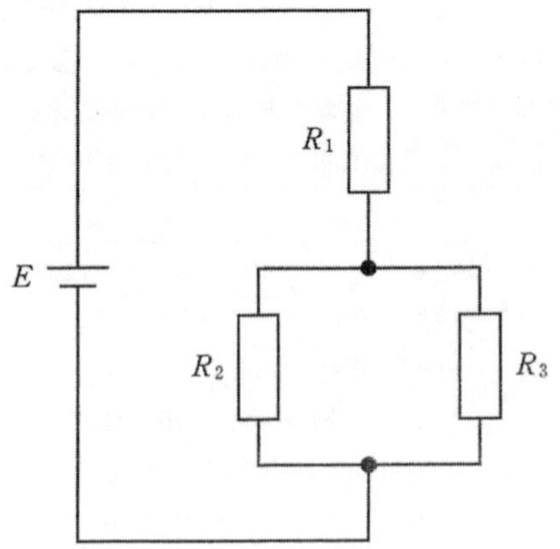

［２７回－午前－問題５０］　インダクタンス10mHに正弦波交流電流$2\sqrt{2}\sin(120\pi t)$[A]が流れている。

正しいのはどれか。（医用電気電子工学）

a. 電流の実効値は 2Aである。
b. 電流の周波数は 60Hzである。
c. インダクタンスの両端に発生する電圧の実効値は 20mVである。
d. インダクタンスの両端に発生する電圧は電流より位相が $\frac{\pi}{2}$ rad遅れる。
e. インダクタンスの消費電力は 0Wである。

1. a、b、c　　2. a、b、e　　3. a、d、e　　4. b、c、d　　5. c、d、e

［２７回－午前－問題５１］　正しいのはどれか。（医用電気電子工学）

a. ホール効果が大きい半導体は磁気センサに利用される。
b. ダイオードのアノードにカソードよりも高い電圧を加えると電流は順方向に流れる。
c. p形半導体の多数キャリアは電子である。
d. MOSFETの入力インピーダンスはバイポーラトランジスタに比べて小さい。
e. 金属の導電率は温度が高くなると増加する。

1. a、b　　2. a、e　　3. b、c　　4. c、d　　5. d、e

［２７回ー午前ー問題５２］ 図の回路で正しいのはどれか。ただし、Aは理想演算増幅器である。（医用電気電子工学）

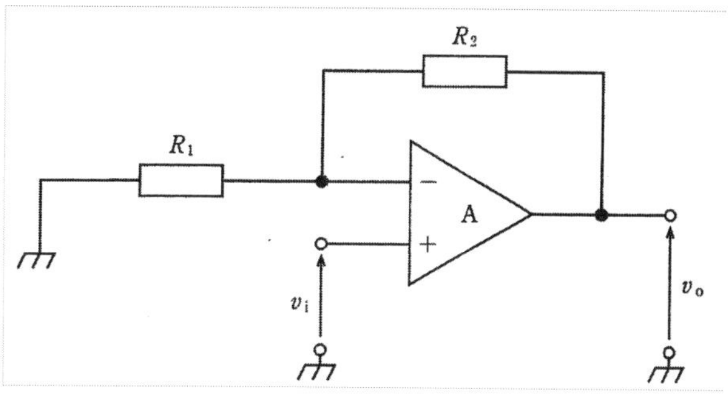

a. 増幅度は$-\frac{R_2}{R_1}$ である。

b. 入力抵抗はR_1 である。

c. 抵抗R_1 と抵抗R_2 に流れる電流は等しい。

d. 抵抗R_1 に加わる電圧は入力電圧v_i に等しい。

e. 出力抵抗はゼロである。

1. a、b、c　2. a、b、e　3. a、d、e　4. b、c、d　5. c、d、e

［２７回ー午前ー問題５３］ 信号電圧が2V、SN比が66dBである電子回路の雑音電圧[mV]はどれか。
ただし、$\log_{10}2 = 0.3$とする。（医用電気電子工学）

1. 1
2. 2
3. 10
4. 20
5. 100

［２７回ー午前ー問題５４］ 図に示した回路と同じ機能を持つ論理回路はどれか。（医用電気電子工学）

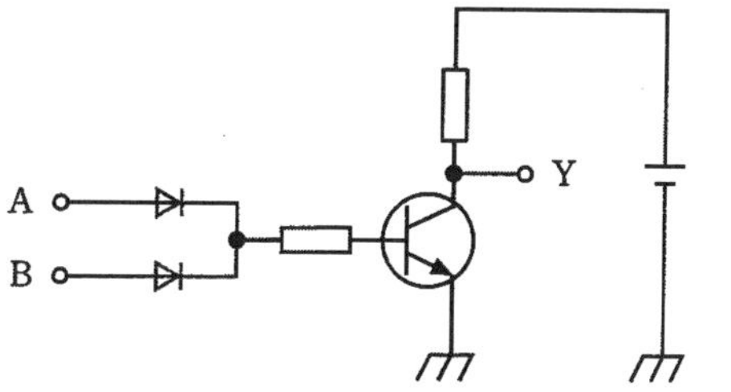

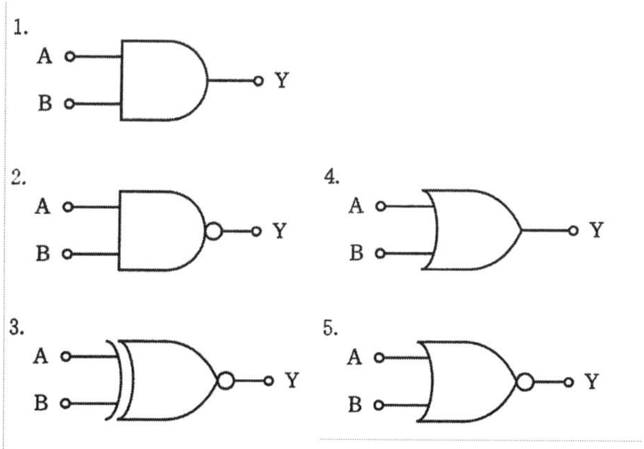

［27回－午前－問題55］ 1kHzまでの周波数成分を持つ信号をAM変調し、周波数分割多重によって多チャネル同時通信する。

通信に使用できる周波数帯域幅が100kHzのとき、同時に伝送可能な最大チャネル数はどれか。ただし、AM変調では両側波帯の信号成分を送るものとする。 (医用電気電子工学)

1. 10
2. 50
3. 100
4. 500
5. 1000

［27回－午前－問題56］ 正しい組合せはどれか。 (医用電気電子工学)

1. ハードディスク ―――― メインメモリー
2. USBメモリー ―――― 不揮発性メモリー
3. CPU ―――― 記憶装置
4. CD-ROM ―――― インタフェース
5. Bluetooth ―――― 演算装置

［27回－午前－問題57］ セキュリティの向上に直接関係するのはどれか。 (医用電気電子工学)

a. オープンソース
b. スパイウエア
c. 電子署名
d. 公開鍵
e. プロキシサーバ

1. a、b、c　2. a、b、e　3. a、d、e　4. b、c、d　5. c、d、e

［27回－午前－問題58］ 1枚 1Mbyteで構成されるディジタル画像を64Mbpsの通信路を用いて伝送する。

1秒間に最大何枚の画像を伝送できるか。ただし、伝送時に圧縮符号化等の処理は行わず、画像構成データ以外のデータは無視する。 (医用電気電子工学)

1. 8
2. 16
3. 32
4. 64
5. 128

［27回－午前－問題59］ 16進数63を2進数で表したのはどれか。 (医用電気電子工学)

1. 1000101
2. 1000111
3. 1001101
4. 1010101
5. 1100011

［２７回－午前－問題６０］　AD変換で**誤っている**のはどれか。（医用電気電子工学）

1. 連続信号を離散信号に変換する。
2. 信号に含まれる周波数の最大値によってサンプリング周波数を決める。
3. エイリアシングとは実際には存在しない周波数成分が観測されることである。
4. 量子化された信号を符号化する。
5. 量子化雑音は信号のSN比が低い場合に大きくなる。

［２７回－午前－問題６１］　図の回路の出力Xを表す真理値表で正しいのはどれか。（医用電気電子工学）

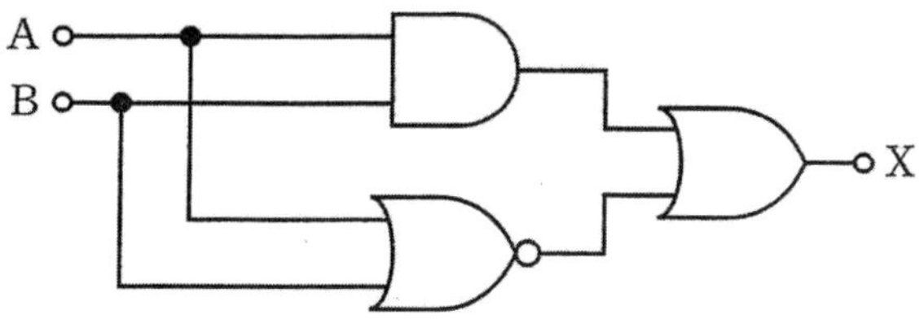

1.

入力		出力
A	B	X
0	0	0
0	1	0
1	0	0
1	1	1

2.

入力		出力
A	B	X
0	0	0
0	1	1
1	0	1
1	1	0

3.

入力		出力
A	B	X
0	0	1
0	1	0
1	0	0
1	1	1

4.

入力		出力
A	B	X
0	0	0
0	1	1
1	0	1
1	1	1

5.

入力		出力
A	B	X
0	0	1
0	1	1
1	0	1
1	1	0

［２７回－午前－問題６２］　システムの動特性を示すのはどれか。（医用電気電子工学）

a. シーケンス制御
b. 同期加算
c. 分散分析
d. インパルス応答
e. 周波数応答

1. a、b　　2. a、e　　3. b、c　　4. c、d　　5. d、e

[２７回－午前－問題６３]　ベンチュリーマスクについて正しいのはどれか。（生体機能代行装置学）

a. ガス流による眼球刺激はない。
b. 不安の強い患者には適さない。
c. 空気流入量は孔の大きさで決まる。
d. Ⅱ型呼吸不全の酸素療法に適する。
e. 酸素濃度は酸素流量に依存しない。

1. a、b、c　2. a、b、e　3. a、d、e　4. b、c、d　5. c、d、e

[２７回－午前－問題６４]　図は人工呼吸中の気道内圧波形である。正しいのはどれか。（生体機能代行装置学）

1. 圧規定換気である。
2. 吸気終末休止をおいている。
3. ファイティングを認める。
4. PEEPがかかっている。
5. 吸気呼気相比は2：1である。

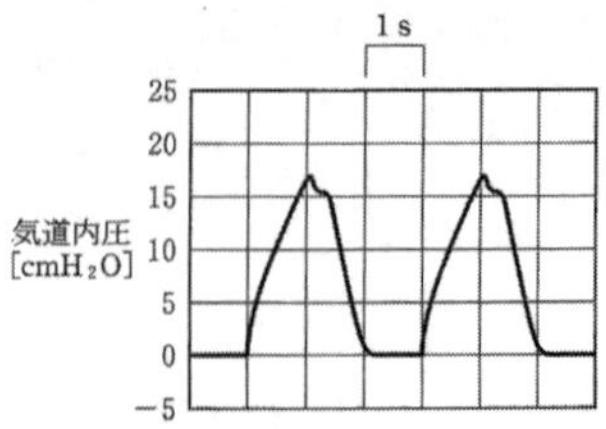

[２７回－午前－問題６５]　ジャクソンリース回路（流量膨張式バッグ）で正しいのはどれか。（生体機能代行装置学）

a. 新生児には使用できない。
b. 適正ガス流量は分時換気量の5倍である。
c. バッグサイズは必要換気量に応じて選ぶ。
d. 再呼吸を生じる。
e. コンプライアンスを把握できない。

1. a、b　2. a、e　3. b、c　4. c、d　5. d、e

[２７回－午前－問題６６]　APRV（気道圧開放換気）で正しいのはどれか。（生体機能代行装置学）

a. 全身麻酔でしばしば用いられる。
b. 筋弛緩薬を使用する。
c. 高圧相は低圧相よりも短くする。
d. 低圧相と高圧相の圧力の差によって換気量を補う。
e. 肺胞の虚脱を防ぐのに有用である。

1. a、b　2. a、e　3. b、c　4. c、d　5. d、e

[２７回－午前－問題６７]　人工呼吸中、気道内圧下限アラームが鳴った。
原因として考えられるのはどれか。（生体機能代行装置学）

1. カフリーク
2. 低肺コンプライアンス
3. 気道抵抗増加
4. 人工鼻の目詰まり
5. ファイティング

［２７回－午前－問題６８］ 人工呼吸器本体に供給する酸素の適正なおよその圧力[kPa]はどれか。（生体機能代行装置学）

1. 100
2. 200
3. 300
4. 400
5. 500

［２７回－午前－問題６９］ 中空糸型膜型人工肺について正しいのはどれか。（生体機能代行装置学）

1. PaO_2と独立した$PaCO_2$の制御が可能である。
2. 多孔質膜では血液と酸素は直接接触しない。
3. シリコーン膜では二酸化炭素よりも酸素の透過性が高い。
4. 外部灌流型では内部灌流型よりも血流に乱流が生じにくい。
5. 血漿蛋白が多孔質膜に吸着すると疎水化されて血漿漏出を生じる。

［２７回－午前－問題７０］ 人工心肺による体外循環時に使用される薬剤について**誤っている**組合せはどれか。（生体機能代行装置学）

a. マンニトール ――――― 浸透圧の調節
b. 乳酸加リンゲル ――――― 膠質浸透圧の保持
c. 炭酸水素ナトリウム ――― アルカローシスの補正
d. ハプトグロビン製剤 ――― 高度溶血への対応
e. 塩化カルシウム ――――― 心収縮力の増強

1. a、b　2. a、e　3. b、c　4. c、d　5. d、e

［２７回－午前－問題７１］ 人工心肺による体外循環中の変化について正しいのはどれか。（生体機能代行装置学）

1. 血糖値は低下する。
2. 血中カリウム値は上昇する。
3. 血中レニン活性は低下する。
4. 血中アドレナリン値は上昇する。
5. 血中インターロイキン－6値は低下する。

［２７回－午前－問題７２］ 人工心肺の適正灌流について**誤っている**のはどれか。（生体機能代行装置学）

a. 平均動脈圧を60～80mmHgに維持する。
b. 側副血行路の多い右左短絡疾患では灌流量を少なめにする。
c. 低体温体外循環では常温体外循環よりも灌流量を多くする。
d. 混合静脈血酸素飽和度（$S\bar{v}O_2$）70%以上を目標に灌流量を調節する。
e. 体重あたりの灌流量は成人に比べて小児の方が多い。

1. a、b　2. a、e　3. b、c　4. c、d　5. d、e

［２７回ー午前ー問題７３］ IABPについて正しいのはどれか。（生体機能代行装置学）

a. 左室の後負荷を増大させる効果がある。
b. 正常な心臓と同程度の心拍出量を得る。
c. 人工心肺中に使用することで拍動流が得られる。
d. 冠血流量を増加させる効果がある。
e. 合併症として動脈主要分枝の血行障害がある。

1. a、b、c　2. a、b、e　3. a、d、e　4. b、c、d　5. c、d、e

［２７回ー午前ー問題７４］ 人工心肺について正しいのはどれか。（生体機能代行装置学）

1. 落差脱血では少なくとも1m以上の落差を確保する。
2. 吸引からの戻りが多い場合は脱血量よりも送血流量を増やす。
3. 脱血不良時には脱血カニューレの挿入をできるだけ深くする。
4. 脱血不良時には利尿剤を投与して尿量を増やす。
5. 大動脈解離を認めたら送血流量を上げる。

［２７回ー午前ー問題７５］ 血液浄化について正しい組合せはどれか。（生体機能代行装置学）

a. 血漿吸着 ―――― 全血から分離した血球成分を吸着器に灌流する。
b. 血液濾過 ―――― 全血から逆浸透膜を用いて濾液を除去する。
c. 細胞分離 ―――― 血液中の細胞成分を除去する。
d. 直接血液吸着 ―――― 全血を直接吸着器に灌流する。
e. 血液透析 ―――― 膠質浸透圧差を利用して除去する。

1. a、b　2. a、e　3. b、c　4. c、d　5. d、e

［２７回ー午前ー問題７６］ 132mmol/LのNaCl（分子量58.5）水溶液の溶質濃度［mg/dL］で正しいのはどれか。（生体機能代行装置学）

1. 132
2. 386
3. 585
4. 772
5. 1544

［２７回ー午前ー問題７７］ 抗凝固薬のメシル酸ナファモスタットについて正しいのはどれか。（生体機能代行装置学）

a. 出血性病変を有する患者に使用できる。
b. 血中カルシウムイオンを減少させる。
c. 半減期は2～3時間である。
d. プロタミンで中和できる。
e. 陰性荷電膜に吸着される。

1. a、b　2. a、e　3. b、c　4. c、d　5. d、e

［２７回－午前－問題７８］ 透析治療において二次性副甲状腺機能亢進症の発症に関係があるのはどれか。（生体機能代行装置学）

a. 血清リン濃度の低下

b. 活性型ビタミンDの欠乏

c. 血清カルシウム濃度の低下

d. 抗利尿ホルモンの分泌抑制

e. 副甲状線ホルモンの分泌抑制

1. a、b　2. a、e　3. b、c　4. c、d　5. d、e

［２７回－午前－問題７９］ 血液浄化法の災害対策で**誤っている**のはどれか。（生体機能代行装置学）

1. 患者には、透析を受けるために必要な情報を常に携帯するよう指導する。
2. 透析スタッフは、災害時には上級者に情報を集約し、その指示に従う。
3. 透析スタッフは災害時の通勤手段をあらかじめ用意しておく。
4. 災害が発生したら、透析施設に連絡せず患者個々の判断で対処してもらう。
5. 透析中に地震が発生したら、落下物から身を守り、揺れが収まるまで待つよう患者を教育する。

［２７回－午前－問題８０］ バネを鉛直に保ち、下端におもりを取付け、上端を一定振幅で上下に振動させる。周波数を徐々に変化させたとき、正しいのはどれか。（医用機械工学）

1. 周囲に抵抗がない場合、おもりの振幅は周波数によらず上端の振幅と等しい。
2. 周囲に抵抗がない場合、上端の振幅とおもりの振幅の比は周波数によらず一定である。
3. 周囲に抵抗がある場合、おもりの振動の周波数は上端の周波数よりも低い。
4. 周囲に抵抗がある場合、加速度が一定になる周波数がある。
5. 周囲に抵抗がある場合、ある周波数でおもりの振幅が最大になる。

［２７回－午前－問題８１］ フックの法則について正しいのはどれか。（医用機械工学）

a. 塑性変形に対して成立する。

b. 応力はひずみに比例する。

c. 線形弾性変形に対して成立する。

d. 材料の体積が変わらないことを表す。

e. 材料の粘性を表す。

1. a、b　2. a、e　3. b、c　4. c、d　5. d、e

［２７回－午前－問題８２］ 粘性率4×10^{-3}Pa・sの流体が内径3mmの直円管内を平均速度12cm/sで流れている。

粘性率1×10^{-3}Pa・sの流体を内径9mmの直円管内に流したときに、相似（レイノルズ数が同じ）になる平均速度［cm/s］はどれか。ただし、流体の密度はすべて等しいとする。（医用機械工学）

1. 0.25
2. 1.0
3. 9.0
4. 16
5. 144

[27回−午前−問題83] **誤っている**のはどれか。（医用機械工学）

1. ヘマトクリット値が上昇すると血液の粘度が増加する。
2. 毛細血管内を通過する赤血球は変形する。
3. 脈波伝搬速度は最高血圧で変化する。
4. 体動脈圧の最高値は末梢に行くにしたがって単調に低下する。
5. コロトコフ音は血圧測定に用いられる。

[27回−午前−問題84] 1MHzの超音波が水中を進行するときのおよその波長［mm］はどれか。（医用機械工学）

1. 150
2. 15
3. 1.5
4. 0.15
5. 0.015

[27回−午前−問題85] 生体の電気特性で**誤っている**のはどれか。（生体物性材料工学）

a. 神経細胞の活動電位の持続時間は約1秒である。
b. 静止電位は細胞内外のイオン濃度差に起因する。
c. 脱分極では細胞内の電位が正方向に変化する。
d. β分散は組織の構造に起因する。
e. γ分散はイオンの集散に起因する。

1. a、b　2. a、e　3. b、c　4. c、d　5. d、e

[27回−午前−問題86] 周波数が1MHz程度の超音波を照射したとき、吸収係数が最も大きい組織はどれか。（生体物性材料工学）

1. 脂肪
2. 筋肉
3. 脳
4. 骨
5. 血液

[27回−午前−問題87] 放射線に対して同じ被曝線量における発がんや遺伝的影響の少ない（組織加重係数の小さい）組織はどれか。（生体物性材料工学）

1. 肺
2. 脳
3. 結腸
4. 生殖腺
5. 赤色骨髄

［２７回－午前－問題８８］ 生体組織の光学特性について**誤っている**のはどれか。（生体物性材料工学）

1. 可視光は皮膚での散乱が大きい。
2. 血液の光散乱は大きい。
3. UV_Aは真皮まで到達する。
4. 水の赤外光の吸収は小さい。
5. 眼球内の可視光の吸収は小さい。

［２７回－午前－問題８９］ 生体へ埋植後、材料に生じうる反応はどれか。（生体物性材料工学）

a. 腐　食
b. アナフィラキシー
c. 溶　血
d. 壊　死
e. 加水分解

1. a、b　2. a、e　3. b、c　4. c、d　5. d、e

［２７回－午前－問題９０］ 正しい組合せはどれか。（生体物性材料工学）

1. 人工弁弁葉 ――― ステンレス鋼
2. 膜型人工肺 ――― ポリスルホン
3. ステント ――― ニッケル・チタン合金
4. 人工歯根 ――― 高密度ポリエチレン
5. 血液透析膜 ――― ポリジメチルシロキサン

第27回臨床工学技士国家試験問題　午後

［２７回－午後－問題1］　保健所の業務はどれか。（医学概論）

a. 母性および乳幼児の保健に関する事項
b. AIDSの予防に関する事項
c. 住宅環境の衛生に関する事項
d. 生活保護の調査に関する事項
e. 医療機能評価に関する事項

1. a、b、c　　2. a、b、e　　3. a、d、e　　4. b、c、d　　5. c、d、e

［２７回－午後－問題2］　水溶性ビタミンはどれか。（医学概論）

a. ビタミンA
b. ビタミンB
c. ビタミンC
d. ビタミンD
e. ビタミンE

1. a、b　　2. a、e　　3. b、c　　4. c、d　　5. d、e

［２７回－午後－問題3］　循環障害の病態で**ない**のはどれか。（医学概論）

1. 浮　腫
2. 虚　血
3. 側副循環
4. 梗　塞
5. 新生物

［２７回－午後－問題4］　生理学的検査で**ない**のはどれか。（医学概論）

1. 筋電図検査
2. 超音波検査
3. 脳波検査
4. 病理検査
5. 経皮的血液ガス分圧検査

[２７回－午後－問題５]　細胞分裂周期で正しいのはどれか。

ただし、G_1（DNA 合成前期）、G_2（DNA 合成後期）、M（分裂期）、S（DNA 合成期）とする。（医学概論）

1.
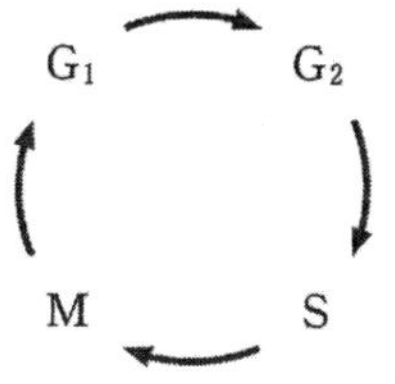

2.
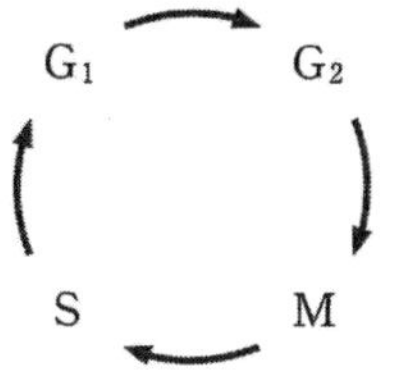

3.
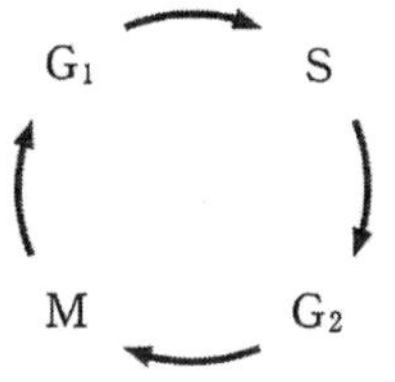

4.
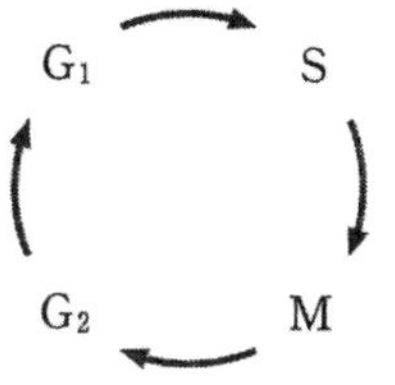

5.
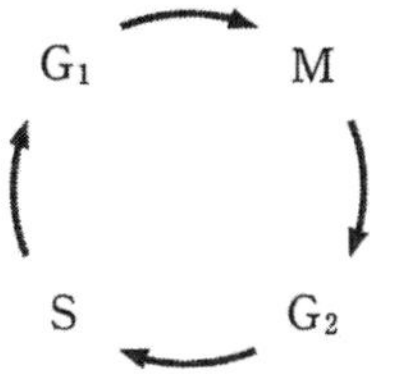

[２７回－午後－問題６]　肺気量について**誤っている**のはどれか。（医学概論）

1. 肺活量は肺の容積に等しい。
2. 機能的残気量は安静時呼気終末の肺気量である。
3. 成人の安静時１回換気量は 400～500mL 程度である。
4. 成人の安静時呼吸回数は１分間 14 回程度である。
5. 予備吸気量は安静吸気位から吸入できる最大の吸入量である。

[２７回－午後－問題７]　脈拍と血圧について**誤っている**のはどれか。（医学概論）

1. 前腕における脈拍の触知は橈骨動脈で行う。
2. 観血式血圧測定では動脈内にカテーテルを留置する。
3. 非観血式血圧測定ではカフ部の高さを心臓と同じにする。
4. 脈圧は収縮期血圧と拡張期血圧との平均値である。
5. 脈圧の左右差は動脈閉塞性疾患でみられる。

[２７回ー午後ー問題８]　ネフロンにおいてアミノ酸のほとんどが吸収される部位はどれか。（医学概論）

1. A
2. B
3. C
4. D
5. E

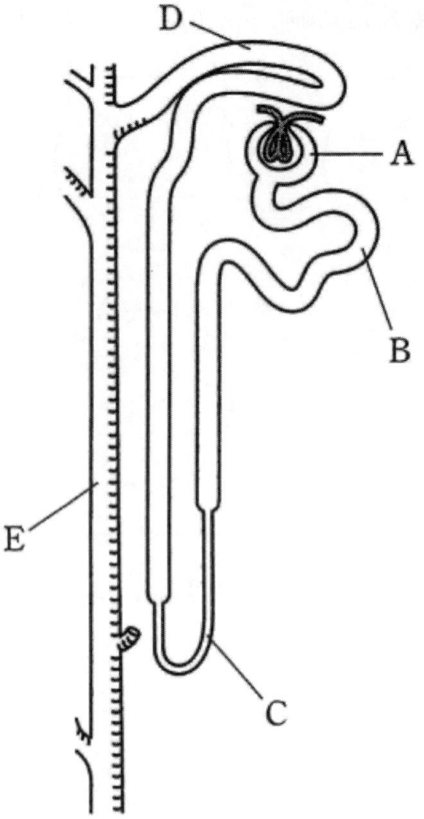

[２７回ー午後ー問題９]　肝・胆・膵について**誤っている**のはどれか。（医学概論）

1. 門脈は肝臓に入る。
2. 胆嚢は胆汁を産生する。
3. 膵臓は胃の背側にある。
4. 肝右葉は左葉よりも大きい。
5. 膵液は十二指腸内腔に排出される。

[２７回ー午後ー問題１０]　創傷治癒を遅らせる因子はどれか。（臨床医学総論）

a. 糖尿病
b. 低タンパク血症
c. 妊　娠
d. 高血圧
e. 副腎皮質ステロイド薬の投与

1. a、b、c　　2. a、b、e　　3. a、d、e　　4. b、c、d　　5. c、d、e

［２７回－午後－問題１１］ 慢性閉塞性肺疾患（COPD）について正しいのはどれか。（臨床医学総論）

a. 最大換気量の増加
b. １秒率の低下
c. 気道抵抗の増加
d. 静肺コンプライアンスの増加
e. ピークフローの増加

1. a、b、c　2. a、b、e　3. a、d、e　4. b、c、d　5. c、d、e

［２７回－午後－問題１２］ 喫煙が発症の重要因子と考えられるのはどれか。（臨床医学総論）

a. ニューモシスチス肺炎
b. 気管支喘息
c. 慢性気管支炎
d. 肺気腫
e. 原発性肺癌

1. a、b、c　2. a、b、e　3. a、d、e　4. b、c、d　5. c、d、e

［２７回－午後－問題１３］ Fallot 四徴症について**誤っている**のはどれか。（臨床医学総論）

1. 肺動脈狭窄
2. 右室肥大
3. 心房中隔欠損
4. 大動脈騎乗
5. 心室中隔欠損

［２７回－午後－問題１４］ 輸液が最も奏効する血行動態はどれか。（臨床医学総論）

	肺動脈楔入圧 ［mmHg］	心係数 ［L/min/m^2］
1.	25	2.6
2.	20	1.6
3.	18	3.0
4.	16	2.8
5.	10	1.4

［２７回－午後－問題１５］ ホルモンの分泌低下によって生じる疾患はどれか。（臨床医学総論）

1. 先端巨大症
2. クッシング症候群
3. バセドウ病
4. 原発性アルドステロン症
5. アジソン病

［２７回－午後－問題１６］ 感染症と原因微生物との組合せで正しいのはどれか。(臨床医学総論)

a. 鼠径リンパ肉芽腫症 —— クラミジア
b. ツツガムシ病 ———— マイコプラズマ
c. トラコーマ ———— スピロヘータ
d. ハンセン病 ———— マイコバクテリウム
e. 発疹チフス ———— リケッチア

1. a、b、c　　2. a、b、e　　3. a、d、e　　4. b、c、d　　5. c、d、e

［２７回－午後－問題１７］ 慢性腎臓病の原因となる疾患で**ない**のはどれか。(臨床医学総論)

1. 糖尿病
2. 胃・十二指腸潰瘍
3. 高尿酸血症
4. アミロイドーシス
5. 全身性エリテマトーデス

［２７回－午後－問題１８］ 尿路感染症のリスク因子はどれか。(臨床医学総論)

a. 糖尿病
b. 高血圧症
c. 多量の飲水
d. 神経因性膀胱
e. カテーテル留置

1. a、b、c　　2. a、b、e　　3. a、d、e　　4. b、c、d　　5. c、d、e

［２７回－午後－問題１９］ ヘリコバクター・ピロリ菌の除菌治療が有効とされる疾患はどれか。(臨床医学総論)

1. 食道静脈瘤
2. 胃潰瘍
3. 慢性肝炎
4. 解離性大動脈瘤
5. 慢性骨髄性白血病

［２７回－午後－問題２０］ 溶血性貧血の原因となるのはどれか。(臨床医学総論)

a. 血友病
b. 甲状腺機能亢進症
c. ビタミンK欠乏
d. 鎌状赤血球症
e. 人工弁移植

1. a、b　　2. a、e　　3. b、c　　4. c、d　　5. d、e

［27回－午後－問題21］ パルスオキシメータが麻酔中のモニタとして有効で**ない**のはどれか。(臨床医学総論)

a. 酸塩基平衡異常
b. 麻酔ガス濃度
c. 片肺挿管
d. 気　胸
e. 空気塞栓

1. a、b　　2. a、e　　3. b、c　　4. c、d　　5. d、e

［27回－午後－問題22］ 意識状態を示すJapan Coma Scale (JCS) で「刺激をしても覚醒しない状態で、痛み刺激に対し、払いのけるような動作をする」のはどれか。(臨床医学総論)

1. 1
2. 10
3. 30
4. 100
5. 300

［27回－午後－問題23］ 手指消毒に**適さない**のはどれか。(臨床医学総論)

1. 逆性石けん
2. グルタルアルデヒド
3. エタノール
4. クロルヘキシジン
5. ポビドンヨード

［27回－午後－問題24］ 動脈血液ガス分析データを示す。

pH＝7.23、PaO_2＝52mmHg、$PaCO_2$＝68mmHg、HCO_3^-＝28mEq/L

考えられるのはどれか。(臨床医学総論)

1. 代謝性アシドーシス
2. 代謝性アルカローシス
3. 呼吸性アシドーシス
4. 呼吸性アルカローシス
5. 正常血液ガス値

［27回－午後－問題25］ アフェレシス療法の適応となる疾患はどれか。(臨床医学総論)

a. 気管支喘息
b. クローン病
c. 重症筋無力症
d. 関節リウマチ
e. アトピー性皮膚炎

1. a、b、c　　2. a、b、e　　3. a、d、e　　4. b、c、d　　5. c、d、e

［２７回－午後－問題２６］ 生体電気信号増幅器の入力インピーダンスについて正しいのはどれか。（生体計測装置学）

a. 大きさは入力信号の周波数に依存する。

b. 電極接触インピーダンスよりも十分大きくする。

c. 入力電圧と入力電流の波形から位相特性がわかる。

d. 単位にはデシベルを用いる。

e. 入力部に電界効果トランジスタを使うと小さくなる。

1. a、b、c　2. a、b、e　3. a、d、e　4. b、c、d　5. c、d、e

［２７回－午後－問題２７］ 心電図モニタにおいて心拍数のカウントに影響を及ぼす可能性が**ない**のはどれか。（生体計測装置学）

1. 体動の発生
2. 心電図のＴ波の増高
3. 電気メスの使用
4. ペースメーカの使用
5. パルスオキシメータの使用

［２７回－午後－問題２８］ トランジットタイム型超音波血流計について正しいのはどれか。（生体計測装置学）

1. ドプラ効果を利用して流速を計測する。
2. 流路の上流と下流に配置された振動子で超音波を送受信する。
3. 超音波のコヒーレンスを利用して流量を計測する。
4. フレミングの左手の法則を利用して流速を計測する。
5. スワンガンツカテーテルの複数チャネルを利用する。

［２７回－午後－問題２９］ パルスオキシメータについて正しいのはどれか。（生体計測装置学）

1. デオキシヘモグロビンの赤色光の吸収係数はオキシヘモグロビンよりも大きい。
2. 赤色光と赤外光の２波長を同時に発光して受光する。
3. 酸素飽和度が100%のとき、酸素分圧は100mmHg である。
4. 一酸化炭素中毒の患者でも正しく計測できる。
5. 遠心ポンプを使った人工心肺施行中の患者でも計測できる。

［２７回－午後－問題３０］ 体温計測について正しいのはどれか。（生体計測装置学）

1. 電子体温計の温度センサにはサーモパイルが使われている。
2. サーミスタは温度によって抵抗が変化する。
3. サーモグラムは体表面からの熱対流を画像化したものである。
4. 耳式赤外線体温計は鼓膜からの熱伝導を計測したものである。
5. 耳式赤外線体温計での計測値は腋窩温と等しい。

[２７回－午後－問題３１]　MRI 装置について正しいのはどれか。(生体計測装置学)

a. 撮影の対象は酸素原子である。

b. 空間分解能は5～10mm 程度である。

c. 軟組織の画像化に適している。

d. 強力な外部磁場が使用されている。

e. 頭部よりも体幹部の撮影に適している。

1. a、b　　2. a、e　　3. b、c　　4. c、d　　5. d、e

[２７回－午後－問題３２]　内視鏡画像計測について**誤っている**のはどれか。(生体計測装置学)

1. 撮像素子にはCCD を用いる。
2. 電子内視鏡では画像を光ファイバで伝送する。
3. 狭帯域光を用いると血管を強調できる。
4. カプセル内視鏡は腸を対象とする。
5. 超音波内視鏡は粘膜下の病変の診断に適している。

[２７回－午後－問題３３]　電気メスについて正しいのはどれか。(医用治療機器学)

a. スプレー凝固にはバースト波が用いられる。

b. ゲルパッド型対極板は静電結合である。

c. バイポーラ電極はニードル型である。

d. 対極板は広く均一に装着する必要がある。

e. 混合モードではクレストファクタが大きいほど凝固作用は強い。

1. a、b、c　　2. a、b、e　　3. a、d、e　　4. b、c、d　　5. c、d、e

[２７回－午後－問題３４]　植込み型心臓ペースメーカについて**誤っている**のはどれか。(医用治療機器学)

1. リチウム・ヨウ素電池が使用される。
2. 電気メスによって雑音障害を受ける。
3. DDD モードの刺激電極は１つである。
4. VVI モードは心室でセンシングとペーシングが行われる。
5. プログラミングにテレメトリーを用いる。

[２７回－午後－問題３５]　シリンジポンプに備わっている検出機能はどれか。(医用治療機器学)

a. 気泡の混入

b. 輸液回路の閉塞

c. シリンジのサイズ

d. 押し子の取付け不良

e. サイフォニング

1. a、b、c　　2. a、b、e　　3. a、d、e　　4. b、c、d　　5. c、d、e

［２７回－午後－問題３６］ 超音波吸引手術装置で**誤っている**のはどれか。(医用治療機器学)

1. 20～38kHz の超音波機械振動を利用する。
2. ハンドピース先端の振幅は 100～350 μm である。
3. 生理食塩液とともに細分化された組織片を吸引する。
4. 磁歪型振動子は冷却のために蒸留水を用いる。
5. 実質性組織を鋭利に切除できる。

［２７回－午後－問題３７］ ハイパーサーミア装置について正しいのはどれか。(医用治療機器学)

1. RF 容量結合型加温では電極直径を小さくして深部加温を行う。
2. マイクロ波加温は全身加温に使われる。
3. 超音波加温は肺に対して使われる。
4. 電極のエッジ効果軽減にボーラスが使われる。
5. 組織内加温法は非侵襲的加温である。

［２７回－午後－問題３８］ 医療機器と注意すべき傷害との組合せで正しいのはどれか。(医用機器安全管理学)

1. 非観血式血圧モニタ ―――― 不整脈
2. パルスオキシメータ ―――― キャビテーション
3. 経皮的酸素分圧測定装置 ――― 熱　傷
4. レーザ手術装置 ――――― ミクロショック
5. 超音波吸引手術装置 ―――― 紅　斑

［２７回－午後－問題３９］ CF 形装着部の F の意味はどれか。(医用機器安全管理学)

1．fibrillation
2．fool-proof
3．fail-safe
4．floating
5．free

［２７回－午後－問題４０］ 非接地配線方式について正しいのはどれか。(医用機器安全管理学)

a. 設備の主たる目的は感電防止である。
b. 集中治療室に必要な設備である。
c. 電路の片側と大地との絶縁を監視している。
d. 非常電源と連動した設備である。
e. 使用する絶縁変圧器の電源容量には制限がない。

1. a、b　　2. a、e　　3. b、c　　4. c、d　　5. d、e

［２７回－午後－問題４１］ 接地漏れ電流測定の単一故障状態はどれか。(医用機器安全管理学)

1. 内部電源の絶縁不良
2. 電源導線の１本の断線
3. 追加保護接地線の断線
4. 信号入力部への外部電圧の重畳
5. F 形装着部への外部電圧の重畳

［２７回－午後－問題４２］ 定格電圧 100V、定格電力 1kW の医用電気機器の接地線抵抗を測定するときに JIS T 0601－1 で定めている測定電流［A］はどれか。(医用機器安全管理学)

1. 10
2. 15
3. 20
4. 25
5. 30

［２７回－午後－問題４３］ 医療ガスと高圧ガス容器(ボンベ)の塗色との組合せで正しいのはどれか。(医用機器安全管理学)

1. 酸　素 ――――― 緑
2. 亜酸化窒素 ――――― 黄
3. 治療用空気 ――――― 青
4. 窒　素 ――――― ねずみ
5. ヘリウム ――――― 白

［２７回－午後－問題４４］ ある機器のＡの部分は信頼度 0.90 の点検者が１人で行い、Ｂの部分は信頼度 0.70 の点検者が２人で行った。点検作業の総合的な信頼度はどれか。ただし、Ａの部分とＢの部分は直列関係にあるとする。(医用機器安全管理学)

1. 0.44
2. 0.63
3. 0.82
4. 0.91
5. 0.99

［２７回－午後－問題４５］ 植込み型医療機器に電磁干渉を与える可能性のあるのはどれか。(医用機器安全管理学)

a. EAS 機器
b. RFID 読取機器
c. IH 電子炊飯器
d. 無線 LAN 機器
e. RFID 電子タグ

1. a、b、c　2. a、b、e　3. a、d、e　4. b、c、d　5. c、d、e

［27回－午後－問題46］　導体A、B、Cが図のように配置されている。導体Aに正電荷を付与するとき、正しいのはどれか。ただし、各導体間は絶縁されている。（医用電気電子工学）

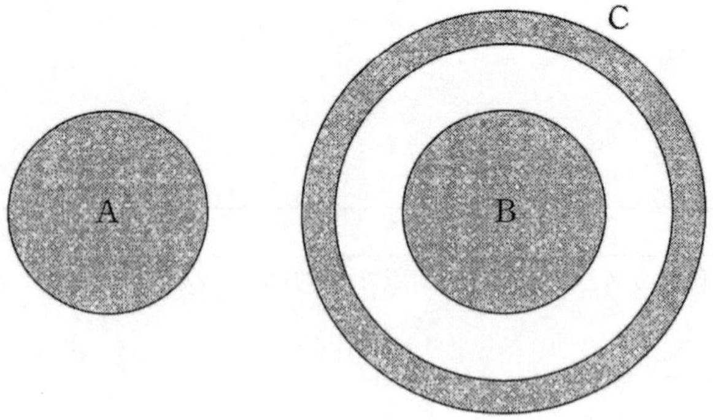

a. 導体Cに静電誘導が生じる。
b. 導体C内に電界が生じる。
c. 導体Bの表面に負の電荷が誘起される。
d. 導体Cの電位が変化しても導体Bの電位は変化しない。
e. 導体Cを接地すると導体Bが静電シールドされる。

1. a、b　　2. a、e　　3. b、c　　4. c、d　　5. d、e

［27回－午後－問題47］　電磁波について正しいのはどれか。（医用電気電子工学）

a. 波長は周波数に比例する。
b. 水中での伝搬速度は光速である。
c. エックス線は回折しない。
d. 緑色光は青色光よりも波長が長い。
e. 周波数が高いほど直進性が強い。

1. a、b　　2. a、e　　3. b、c　　4. c、d　　5. d、e

［27回－午後－問題48］　図の回路で、コンデンサC_1にかかる電圧［V］はどれか。
ただし、$C_1=2\,\mu F$、$C_2=C_3=1.5\,\mu F$である。（医用電気電子工学）

1. 2
2. 3
3. 4
4. 6
5. 8

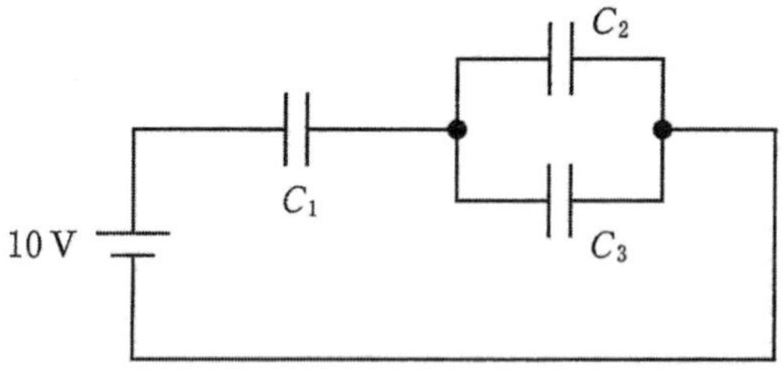

［２７回－午後－問題４９］ 図の回路において、$t=0$ でスイッチを入れた。正しいのはどれか。（医用電気電子工学）

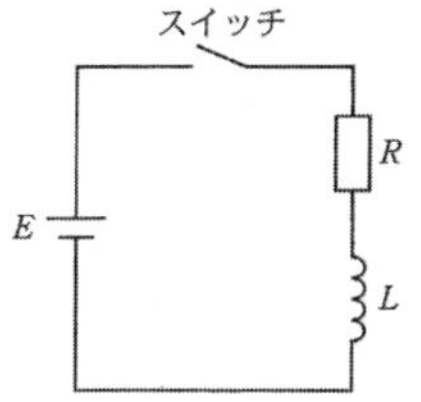

1. 時定数は LR である。
2. 直後に抵抗にかかる電圧は E となる。
3. 直後に流れる電流は $\frac{E}{R}$ となる。
4. 時間が十分に経過すると抵抗にかかる電圧は $\frac{E}{2}$ となる。
5. 時間が十分に経過すると抵抗で消費される電力は $\frac{E^2}{R}$ となる。

［２７回－午後－問題５０］ $\frac{1}{1+j\sqrt{3}}$ の偏角[rad]はどれか。ただし、j は虚数単位である。（医用電気電子工学）

1. $-\frac{\pi}{3}$
2. $-\frac{\pi}{6}$
3. 0
4. $\frac{\pi}{6}$
5. $\frac{\pi}{3}$

［２７回－午後－問題５１］ 図の正弦波交流回路（$f=50$Hz）で静電容量が 10μF のとき電流が最大になった。L の値[H]に最も近いのはどれか。ただし、π^2 はおよそ 10 である。（医用電気電子工学）

1. 0.01
2. 0.1
3. 1
4. 10
5. 100

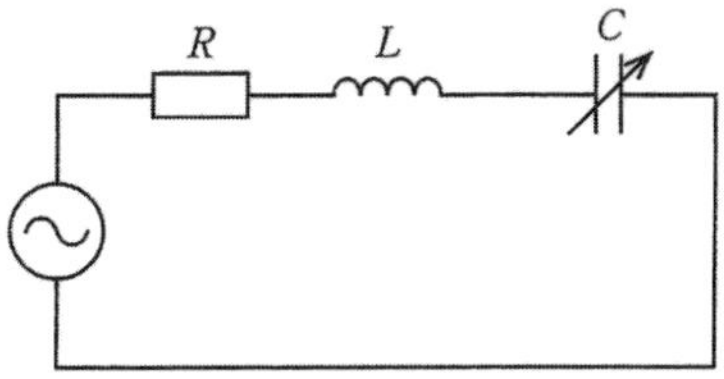

［２７回－午後－問題５２］ 1次巻線数 n_1、2次巻線数 n_2 の理想変圧器について正しいのはどれか。（医用電気電子工学）

a. 交流電圧の変換に用いられる。
b. コイルに発生する誘導起電力を利用している。
c. １次と２次のインピーダンス比は巻数の二乗に反比例する。
d. 一次電圧を v_1、2次電圧を v_2 としたとき $\frac{v_1}{v_2}=\frac{n_2}{n_1}$ が成立する。
e. 一次電流を i_1、2次電流を i_2 としたとき $\frac{i_2}{i_1}=\frac{n_1}{n_2}$ が成立する。

1. a、b、c　2. a、b、e　3. a、d、e　4. b、c、d　5. c、d、e

[２７回－午後－問題５３］ 図１の回路において図２に示す電圧 v_1 と v_2 を入力した場合、出力電圧 v_o の波形で正しいのはどれか。ただし、A は理想演算増幅器とする。（医用電気電子工学）

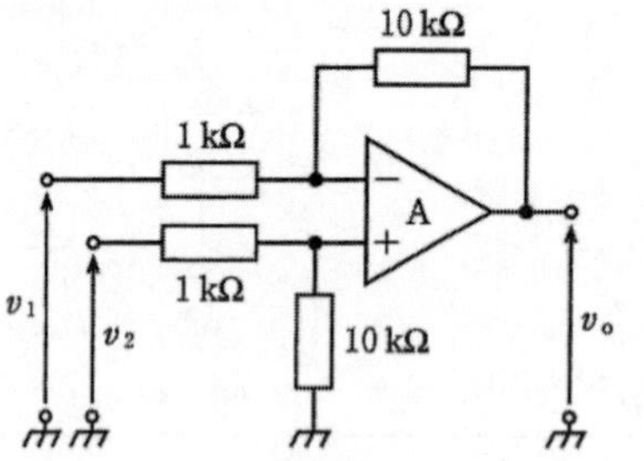

図１

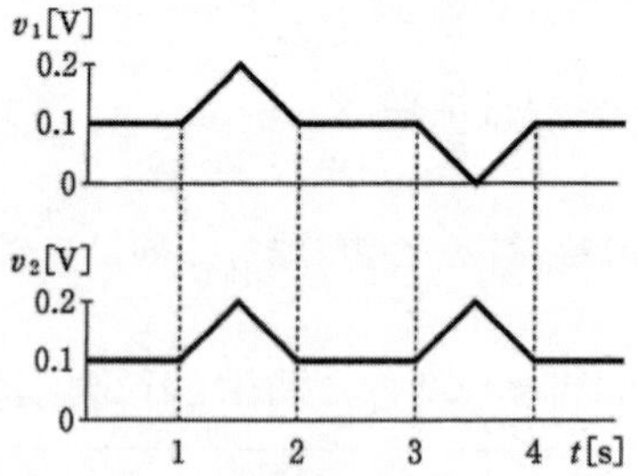

図２

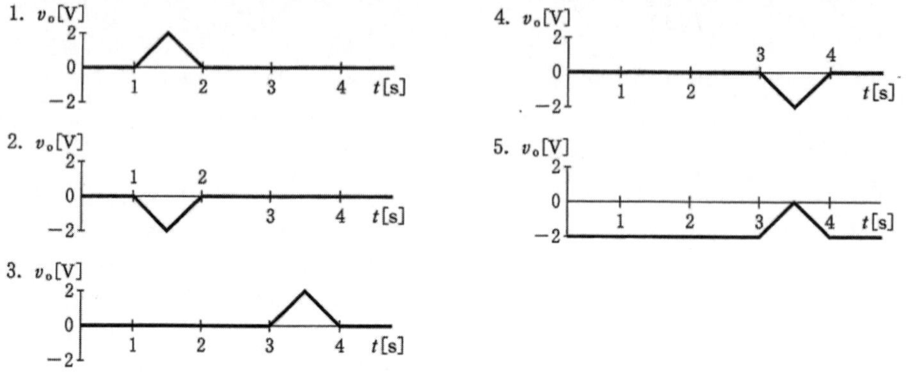

[２７回－午後－問題５４］ 図は照度計などに用いられるフォトダイオードを用いた光計測回路であり、入射光強度に比例した電圧が出力される。この回路がもつ機能はどれか。

ただし、A は理想演算増幅器とし、フォトダイオードは入射光に応じた電流を出力するものとする。（医用電気電子工学）

1. 電圧電流変換
2. 電圧増幅
3. 電流電圧変換
4. 乗　算
5. 加減算

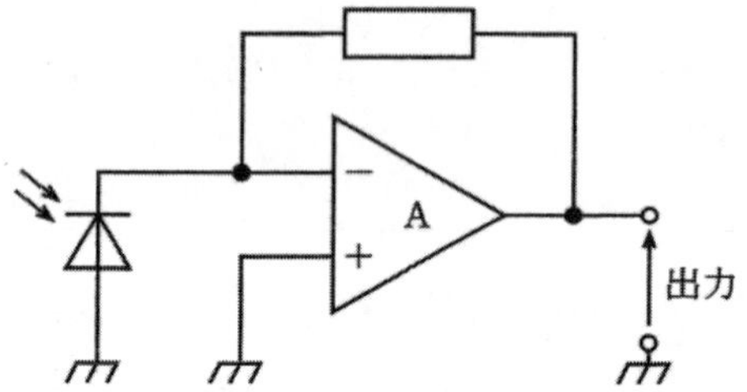

[２７回－午後－問題５５］ 図の回路について、正しいのはどれか。ただし、A は理想演算増幅器とする。（医用電気電子工学）

a. 時定数は 20ms である。
b. 通過域での増幅度は 20dB である。
c. 直流成分はカットされる。
d. コンデンサ C_1 と抵抗 R_2 に流れる電流は等しい。
e. 入力インピーダンスは抵抗 R_1 と R_2 で決まる。

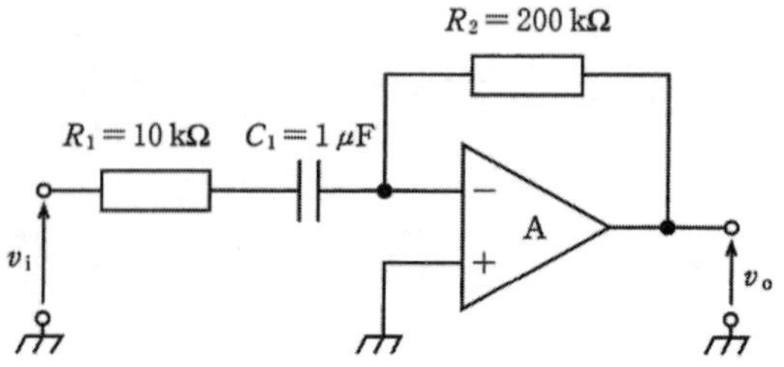

1. a、b　　2. a、e　　3. b、c　　4. c、d　　5. d、e

［２７回ー午後ー問題５６］　図のような２段構成の増幅器の入力 v_i に振幅 1mV の信号を入力したところ出力 v_o の振幅は 1V であった。増幅器1の増幅度が 26dB であるとき、増幅器2の増幅度[dB]はどれか。(医用電気電子工学)

1. 14
2. 20
3. 34
4. 46
5. 50

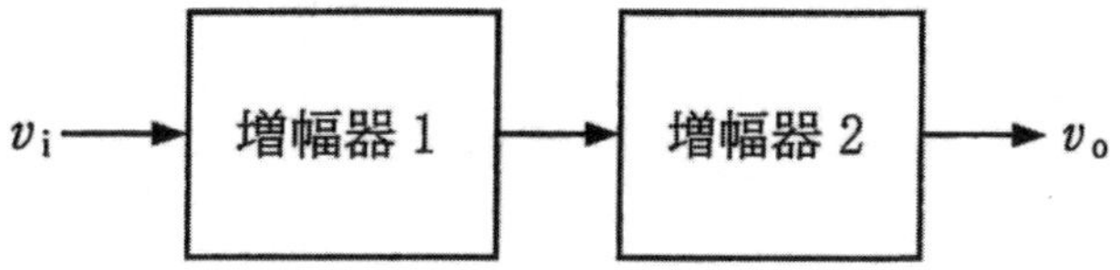

［２７回ー午後ー問題５７］　通信方式について正しいのはどれか。(医用電気電子工学)

a. 信号の振幅に応じて搬送波の位相を変調する方式を PWM という。
b. 信号の振幅に応じて搬送波の振幅を変調する方式を FM という。
c. 信号の振幅をパルス符号に対応させて変調する方式を PCM という。
d. 0、1 の２値信号を周波数の高低に対応させて変調する方式を FSK という。
e. 周波数帯域を分割して多チャネル信号を多重化する方式を TDM という。

1. a、b　　2. a、e　　3. b、c　　4. c、d　　5. d、e

［２７回ー午後ー問題５８］　**誤っている**組合せはどれか。(医用電気電子工学)

1. オペレーティングシステム ―――― UNIX
2. アプリケーションソフトウェア ―――― メーラー
3. データベース ―――― 検　索
4. フローチャート ―――― HTML
5. プログラミング言語 ―――― C++

［２７回ー午後ー問題５９］　通信速度 10Mbps の通信路で 10Gbps のデータを転送するのに要する時間[s]はどれか。(医用電気電子工学)

1. 0.1
2. 1
3. 10
4. 100
5. 1000

［２７回ー午後ー問題６０］　論理回路に図のような入力 A、B をあたえたとき、出力は C であった。この論理回路はどれか。(医用電気電子工学)

1. AND
2. OR
3. XOR
4. NAND
5. NOR

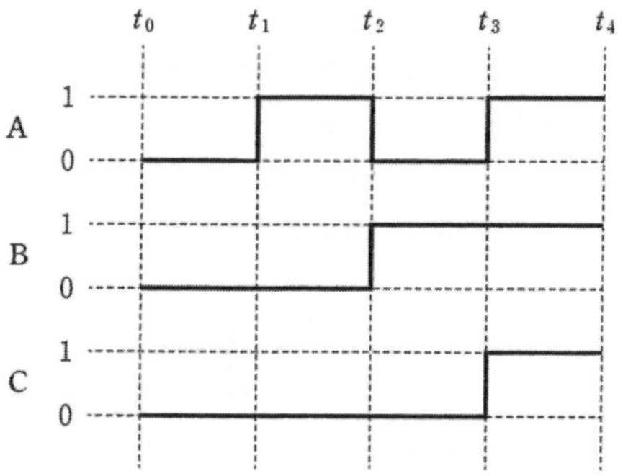

［２７回－午後－問題６１］ DC～10kHz の帯域からなるアナログ信号をAD 変換するとき、エイリアシングを起こさない最小のサンプリング周波数[kHz]はどれか。(医用電気電子工学)

1. 5
2. 10
3. 15
4. 20
5. 25

［２７回－午後－問題６２］ 0 から 2V の電圧を、分解能 1mV 以下で AD 変換するときに必要な最小量子化ビット数はどれか。(医用電気電子工学)

1. 8
2. 9
3. 10
4. 11
5. 12

［２７回－午後－問題６３］ 図のブロック線図の伝達関数(Y/X)はどれか。ただし、s はラプラス変換後の変数を表す。(医用電気電子工学)

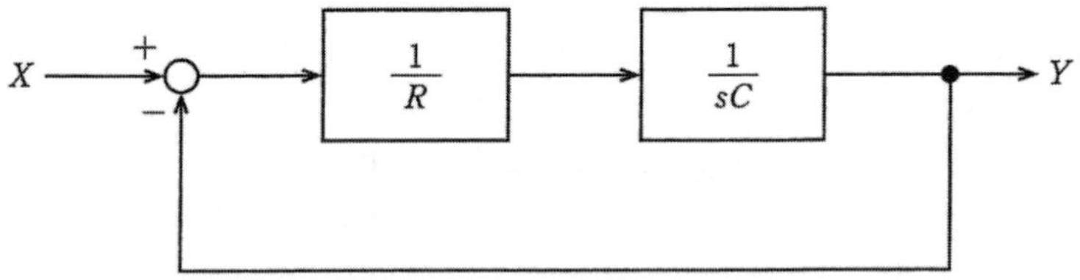

1. $\dfrac{sCR}{1+sCR}$
2. $\dfrac{1}{1+sCR}$
3. $\dfrac{R}{R+sC}$
4. $\dfrac{sCR}{1-sCR}$
5. $\dfrac{1}{1-sCR}$

［２７回－午後－問題６４］ 3 絶対気圧で、高気圧酸素治療を行ったとき、成人の動脈血で正しいのはどれか。(生体機能代行装置学)

1. 溶解型酸素量が結合型酸素量よりも多くなる。
2. 酸素含量は大気圧下酸素呼吸の約 3 倍に増える。
3. 二酸化炭素分圧は 3 倍になる。
4. 酸素分圧は約 2200mmHg になる。
5. 結合型酸素量は約 60vol%になる。

［２７回－午後－問題６５］ 人工鼻の短所はどれか。（生体機能代行装置学）

a. うつ熱

b. 過剰加湿

c. 死腔増加

d. 呼吸抵抗増加

e. 人工呼吸器関連肺炎の増加

1. a、b　2. a、e　3. b、c　4. c、d　5. d、e

［２７回－午後－問題６６］ 慢性呼吸不全の侵襲的人工呼吸開始基準として**誤っている**のはどれか。（生体機能代行装置学）

1. 去痰不能
2. 奇異性呼吸
3. PaO_2（空気呼吸下）≦ 60mmHg
4. 動脈血 pH ≦ 7.20
5. 呼吸数 ＞ 40 回／分

［２７回－午後－問題６７］ 病態とその指標の変化との組合せで、**誤っている**のはどれか。（生体機能代行装置学）

1. 肺拡張低下 ―――― V_T 低下
2. 呼吸筋疲労 ―――― MVV（最大自発換気量）低下
3. 肺胞換気低下 ―――― $PaCO_2$ 上昇
4. 低酸素血症 ―――― SpO_2 低下
5. 高二酸化炭素血症 ―― $A\text{-}aDO_2$ 開大

［２７回－午後－問題６８］ 第１種高気圧酸素治療装置でモニタしてよい生体情報はどれか。（生体機能代行装置学）

a. 脳　波

b. 橈骨動脈血圧

c. SpO_2

d. カプノグラム

e. 心電図

1. a、b　2. a、e　3. b、c　4. c、d　5. d、e

［２７回－午後－問題６９］ 遠心ポンプについて正しいのはどれか。（生体機能代行装置学）

a. ローラポンプよりも血液損傷は強い。

b. 同一回転数でも冷却時には流量が低下する。

c. ポンプ回転中に送血回路をクランプしても回路破裂しない。

d. 気泡が混入しても体に送り込まれることはない。

e. ポンプ停止時に逆流が生じない。

1. a、b　2. a、e　3. b、c　4. c、d　5. d、e

［２７回－午後－問題７０］ 人工心肺による体外循環中の混合静脈血酸素飽和度（$S\bar{v}O_2$）について**誤っている**のはどれか。（生体機能代行装置学）

1. 肺動脈カテーテルで測定できる。
2. 過度の血液希釈によって低下する。
3. 50%は酸素供給不足を意味する。
4. 80%は低心拍出量状態を意味する。
5. 人工心肺中の冷却時には上昇する。

［２７回－午後－問題７１］ 人工心肺による体外循環中の操作で心筋酸素消費量を増加させるのはどれか。（生体機能代行装置学）

1. IABP の併用
2. 細動心の除細動
3. アドレナリンの投与
4. 左心腔内血液の吸引（ベンティング）
5. 部分体外循環から完全体外循環への移行

［２７回－午後－問題７２］ 人工心肺による体外循環で灌流圧低下を引き起こすのはどれか。（生体機能代行装置学）

a. 大動脈遮断解除
b. 血漿増量剤投与
c. 冷却開始
d. 血管収縮剤投与
e. 大動脈解離

1. a、b　2. a、e　3. b、c　4. c、d　5. d、e

［２７回－午後－問題７３］ 補助人工心臓について**誤っている**のはどれか。（生体機能代行装置学）

1. 左室脱血は左房脱血よりも高流量を得やすい。
2. 体外設置型の拍動流型補助人工心臓は空気駆動方式のものが多い。
3. 体内埋込み型では主に連続流型が用いられる。
4. 欧米では末期重症心不全患者の最終治療として用いられている。
5. 患者の右心機能が低下すると左心補助人工心臓の補助流量は増加する。

［２７回－午後－問題７４］ CAPD について**誤っている**のはどれか。（生体機能代行装置学）

1. 在宅治療で使われる。
2. 溶質除去の原理は吸着である。
3. 血液透析に比べ中分子量物質の除去に優れる。
4. 被嚢性腹膜硬化症を起こすことがある。
5. 除水は透析液中のブドウ糖濃度に影響される。

［２７回－午後－問題７５］ 水処理システムの装置と除去する目的物質との組合せで正しいのはどれか。（生体機能代行装置学）

1. 逆浸透装置 ―――――――― 懸濁粒子
2. プレフィルタ ―――――――― 遊離塩素
3. 活性炭吸着装置 ―――――― マグネシウムイオン
4. 軟水化装置 ―――――――― ナトリウムイオン
5. 限外濾過フィルタ ―――――― エンドトキシン

［２７回－午後－問題７６］ 血液透析液について正しいのはどれか。（生体機能代行装置学）

1. ジギタリス服用患者ではカリウム濃度調整が必要である。
2. ナトリウム濃度が高いと低血圧を起こしやすい。
3. 糖尿病患者には無糖透析液を用いる。
4. 酢酸透析液は血管収縮を起こす。
5. 透析液はアルカリ化剤を含まない。

［２７回－午後－問題７７］ 慢性透析患者の三大死因に入るものはどれか。（生体機能代行装置学）

1. 肝硬変
2. 肺血栓塞栓症
3. 感染症
4. 尿毒症
5. 腸閉塞

［２７回－午後－問題７８］ 透析中の空気誤入時の対処法で正しいのはどれか。（生体機能代行装置学）

a. 酸素吸入を行う。
b. 透析液流量を下げる。
c. 抗凝固薬の量を増やす。
d. 血管拡張薬を投与する。
e. 頭を低くして左側臥位をとらせる。

1. a、b　　2. a、e　　3. b、c　　4. c、d　　5. d、e

［２７回－午後－問題７９］ 透析中の溶血の原因で**誤っている**のはどれか。（生体機能代行装置学）

1. 配管内消毒液の残存
2. 抗凝固薬注入量の過多
3. 配管材劣化による有害成分の混入
4. 水処理装置の故障による希釈水の汚染
5. 液温監視装置の故障による透析液温の上昇

［27回－午後－問題80］ 正しいのはどれか。(医用機械工学)

a. 力を F、質量を m、加速度を α とすると $F=m/\alpha$ となる。

b. 力の単位はPaである。

c. 力の3つの要素は、大きさ、方向、作用点である。

d. 大きさと方向を持った量をベクトルという。

e. 速度はスカラーである。

1. a、b　　2. a、e　　3. b、c　　4. c、d　　5. d、e

［27回－午後－問題81］ 応力集中部位はどれか。(医用機械工学)

a. A

b. B

c. C

d. D

e. E

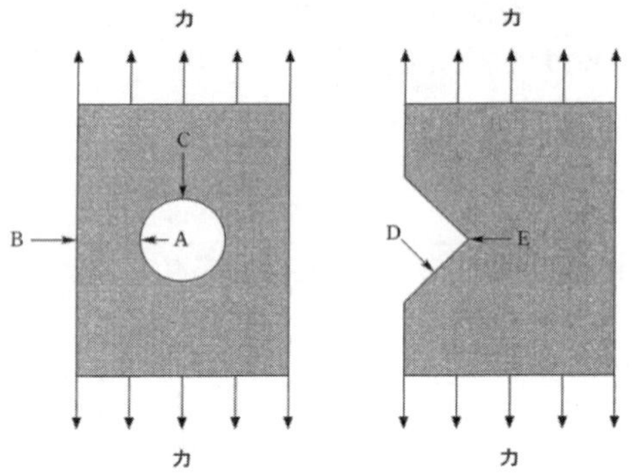

1. a、b　　2. a、e　　3. b、c　　4. c、d　　5. d、e

［27回－午後－問題82］ 直円管内の流れについて正しいのはどれか。(医用機械工学)

1. ハーゲン・ポアゼイユの式は流れが遅いと成立しない。
2. 乱流は層流に比べて撹拌が盛んである。
3. 流れが遅いと乱流になりやすい。
4. 流体の粘性率が低い方が層流になりやすい。
5. 連続の式は乱流では成立しない。

［27回－午後－問題83］ 音速の1／25の速度で移動している観測者を、その後方から音源が音速の1／5の速度で追いかけるとき、観測者が聞く音の振動数は音源の出す音の振動数の何倍か。(医用機械工学)

1. $\frac{1}{5}$
2. $\frac{5}{6}$
3. $\frac{6}{5}$
4. 5
5. 125

［２７回－午後－問題８４］ 20℃の水 9.9kg に 90℃に熱した 1.0kg の鋼球を沈めたとき、平衡状態の温度［℃］はどれか。ただし、鋼の水に対する比熱を 0.1 とする。（医用機械工学）

1. 19.0
2. 20.7
3. 26.4
4. 28.8
5. 32.0

［２７回－午後－問題８５］ 音速が最も速い媒質はどれか。（生体物性材料工学）

1. 骨
2. 脂 肪
3. 筋
4. 血 液
5. 皮 膚

［２７回－午後－問題８６］ **誤っている**のはどれか。（生体物性材料工学）

1. 体表からの放射エネルギーのピーク波長は赤外領域にある。
2. 生体活動時の熱の産生は主に骨格筋で起こる。
3. 脂肪組織の熱伝導度は水の値よりも小さい。
4. 生体内部の熱の移動は主に熱伝導によって起こる。
5. 身体の外部環境温度が低くなると代謝量が増加する。

［２７回－午後－問題８７］ 血管の物性および循環動態を表す指標で、その値が大きくなると脈波の伝搬速度が低下するのはどれか。（生体物性材料工学）

1. ヤング率
2. 血管の厚さ
3. 血管の内径
4. 平均動脈圧
5. 心拍数

［２７回－午後－問題８８］ 医療機器の安全性試験（生物学的試験）の第一次評価に**含まれない**試験項目はどれか。（生体物性材料工学）

1. 血液適合性
2. 埋 植
3. 生分解性
4. 感 作
5. 細胞毒性

［２７回−午後−問題８９］ 体外循環時に起こりうる生体反応はどれか。（生体物性材料工学）

a. 癌化
b. カプセル化
c. 血液凝固
d. 補体活性化
e. 石灰化

1. a、b　2. a、e　3. b、c　4. c、d　5. d、e

［２７回−午後−問題９０］ 共有結合結晶について正しいのはどれか。（生体物性材料工学）

a. 反応性に富む。
b. 電子を共有する。
c. 沸点が高い。
d. 融点が低い。
e. 軟らかい。

1. a、b　2. a、e　3. b、c　4. c、d　5. d、e

第27回臨床工学技士国家試験　解答

午前			
問題番号	正答	問題番号	正答
問1	4	問46	4
問2	2	問47	5
問3	2	問48	4
問4	4	問49	3
問5	2	問50	2
問6	3	問51	1
問7	5	問52	5
問8	2	問53	1
問9	4	問54	5
問10	3	問55	2
問11	4	問56	2
問12	4	問57	5
問13	5	問58	1
問14	3	問59	5
問15	5	問60	5
問16	3	問61	3
問17	2	問62	5
問18	5	問63	4
問19	1	問64	2
問20	4	問65	4
問21	3	問66	5
問22	5	問67	1
問23	2	問68	4
問24	4	問69	1
問25	4	問70	3
問26	1	問71	4
問27	4	問72	3
問28	1	問73	5
問29	4	問74	2
問30	4	問75	4
問31	3	問76	4
問32	2	問77	2
問33	5	問78	3
問34	1	問79	4
問35	5	問80	5
問36	4	問81	3
問37	2	問82	2
問38	3	問83	4
問39	3	問84	3
問40	2	問85	2
問41	5	問86	4
問42	1	問87	2
問43	5	問88	4
問44	1	問89	2
問45	2	問90	3

午後			
問題番号	正答	問題番号	正答
問1	1	問46	2
問2	3	問47	5
問3	5	問48	4
問4	4	問49	5
問5	3	問50	1
問6	1	問51	3
問7	4	問52	2
問8	2	問53	3
問9	2	問54	3
問10	2	問55	4
問11	4	問56	3
問12	5	問57	4
問13	3	問58	4
問14	5	問59	5
問15	5	問60	1
問16	3	問61	4
問17	2	問62	4
問18	3	問63	2
問19	2	問64	4
問20	5	問65	4
問21	1	問66	3
問22	4	問67	5
問23	2	問68	2
問24	3	問69	3
問25	4	問70	4
問26	1	問71	3
問27	5	問72	2
問28	2	問73	5
問29	1	問74	2
問30	2	問75	5
問31	4	問76	1
問32	2	問77	3
問33	3	問78	2
問34	3	問79	2
問35	4	問80	4
問36	5	問81	2
問37	4	問82	2
問38	3	問83	3
問39	4	問84	2
問40	3	問85	1
問41	2	問86	4
問42	4	問87	3
問43	4	問88	3
問44	3	問89	4
問45	1	問90	3

第27回臨床工学技士国家試験問題解説集

定価（本体価格1,200円＋税）

2014年12月20日　第1版第1刷発行
2015年 3 月20日　第1版第2刷発行
2017年 5 月15日　第1版第3刷発行
2019年 6 月 5 日　第1版第4刷発行
2022年 4 月 5 日　第1版第5刷発行

編　集／一般社団法人 日本臨床工学技士教育施設協議会
発行者／佐藤　枢
発行所／株式会社へるす出版
〒164-0001　東京都中野区中野2-2-3
電話　03-3384-8035〈販売〉　03-3384-8155〈編集〉
振替　00180-7-175971
https://www.herusu-shuppan.co.jp
印刷所／三松堂印刷株式会社

ISBN978-4-89269-857-6